吃出自愈力

刘青野 著

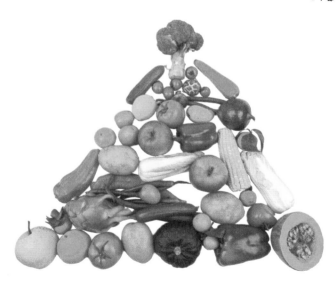

吉林科学技术出版社

图书在版编目（ＣＩＰ）数据

吃出自愈力 / 刘青野著. -- 长春：吉林科学技术
出版社，2024.3
ISBN 978-7-5744-1161-6

Ⅰ．①吃… Ⅱ．①刘… Ⅲ．①食物疗法 Ⅳ.
①R247.1

中国国家版本馆CIP数据核字(2024)第064614号

吃出自愈力

CHICHU ZIYULI

著　刘青野
出 版 人　宛　霞
策划编辑　穆思蒙　张　超
全案策划　吕玉萍
责任编辑　王聪会
封面设计　韩海静
幅面尺寸　160 mm×230 mm
开　　本　16
字　　数　250千字
印　　张　16
印　　数　1—10 000册
版　　次　2024年4月第1版
印　　次　2024年4月第1次印刷
出　　版　吉林科学技术出版社
发　　行　吉林科学技术出版社
地　　址　长春市福祉大路5788号龙腾国际大厦A座
邮　　编　130118
发行部电话/传真　0431–81629398　81629530　81629531
　　　　　　　　　　81629532　81629533　81629534
储运部电话　0431–86059116
编辑部电话　0431–81629517
印　　刷　德富泰（唐山）印务有限公司
书　　号　ISBN 978-7-5744-1161-6
定　　价　59.00元

前　言

　　自我们出生，便有一位"使者"一直伴随在我们左右。在他的庇护下，我们身体上的一些小毛病都会不药而愈。这位"使者"如同一位高明的医生，会时刻监测我们身体的健康情况，一旦有异样，他会立刻启动自己的程序，自行诊断、开方配药，为我们祛病除疾。这位"使者"就是我们身体的自愈力。

　　自愈力是包括人类在内的一切生物依靠内在生命力修复肢体缺损和摆脱疾病的能力。自愈力是我们维持生命健康的源泉。

　　现代医学研究指出，自愈力是一个完整而精密的系统，它除了我们通常所说的抵御外在病邪的免疫能力之外，还包括排异能力、愈合和再生能力、内分泌调节能力、应激能力，这些能力可以帮助人体做以下事情：接续不小心折断的骨骼，促进消化道恢复正常功能，修复人体内部被损伤的黏膜或促使黏膜再生，通过发热的物理方式杀灭致病微生物，促进皮肤和肌肉以及软组织的愈合，消灭侵入人体的微生物，等等。维持这些能力的是一个个子系统，包括防御系统、应激系统、免疫系统、修复系统、内分泌系统等。不同的子系统之间相互辅助，当一个子系统被外邪侵袭导致功能失调时，自愈力系统会调集其他的子系统来"替补"失调的那个子系统，以继续维持机体健康。我们称这种现象为机体的代偿能力，一旦这种代偿不足以"替补"时，人体就会生病。

所以，正常情况下，我们即便偶尔睡眠不足、饮食不当、十分疲劳、情绪糟糕，也仍然可以在自愈力的帮助下保持健康的状态而不生病。但如果人为因素或是外在环境对人体的消耗和损害超出了自愈力的承受能力，达到了极限，而且持续了相当长的时间，自愈力就会失去庇护我们的能力，疾病便会侵袭我们的身体。

这个时候，我们不得不借助医药。不过，医疗手段和药物作用其实也不过是为自愈力的重启创造条件、争取时间而已。无论多么神奇的药物、多么高明的医生，最终都要靠自愈力的帮助让人体恢复健康。艾滋病在当下之所以被视为难以解决的医学难题，就是因为 HIV（人类免疫缺陷病毒）破坏了人体的自愈力系统。

自愈力与生俱来，也可以通过外力被激发出来。激发自愈力的最好方式是不过度干预。我们要相信人体的智慧和自愈力的威力。自愈力系统的复杂和精密程度是任何高精尖的科学技术都无法比拟的。我们能做的就是不去干扰和破坏自愈力，比如，不滥用药物、保持有规律的作息、吃有益健康的食物、适当运动等。

我们要想保持健康的身体，就要好好尊重、配合我们的守护使者——自愈力，不要给他添乱。

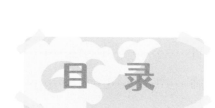

目　录

第三章 ｜ "吃"出来的疾病

第四章 ｜ 科学饮食，养好体细胞

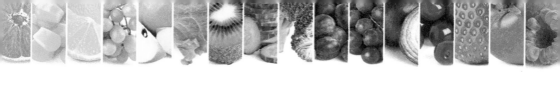

第五章 | 吃出好睡眠

第六章 | 食物拯救你的不开心

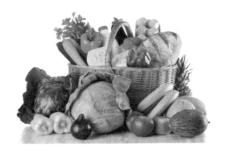

第一章 关于自愈力的那些事儿

"医学之父"告诉我们的道理

约公元前 460 年，在古希腊诞生了一位对后世西方医学发展有着巨大影响的人物——希波克拉底。他被西方人尊为"医学之父"，他所倡导的《希波克拉底誓言》在很长一段时间里是医学生入学第一课就要学习的重要内容，他的这本书也被后世很多医生奉为职业道德的圣典。他在席卷整个雅典的大瘟疫中，解救了很多人的性命。这位妙手回春、救人无数的神医，在回顾自己的从医生涯时说出了这样一句话：**病人的本能就是病人的医生。**

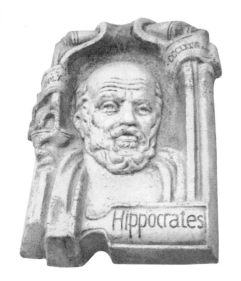

病人最好的医生是自己。他的这句话是什么意思呢？意

思就是，真正能够战胜疾病的，不是医生，而是人的本能，是人体自身的力量，也就是我们所说的自愈力。

那么，什么是自愈力呢？所谓自愈力，就是指人人都有的、可以自主调控身体健康的能力。它如同一个阵容强大、非常智能的"健康管家"，统筹免疫力、排异能力、修复能力、代偿能力、内分泌调节能力、应激能力，神经系统、免疫系统和内分泌系统。

当我们的身体器官或组织被外在因素损害后，自愈力通过调控上述这些功能和系统促进各类酶的产出，提高激素的敏感性，或者加速血小板的凝集，来帮助我们的身体进行自我修复。

举个例子，我们在日常生活中经常会遇到这样的事情——做饭时不小心将手指割出血了，如果不去医院处置，只是小心地保证这个手指不沾水，不碰脏东西，那么过不了多久，血就会自然止住，再过几天，割破的伤口会自然结痂，然后再过几天，结痂脱落，手指又完好如初。这就是自愈力作用的结果。

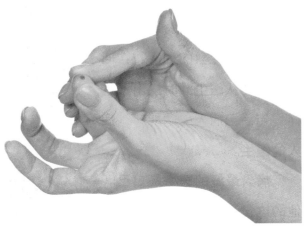

自愈力不仅能够修复身体的破损，还能不动声色地帮我们治疗或者预防疾病。

比如，如果我们只是患了普通的感冒，有点儿流鼻涕，有点儿头疼，即使不吃药，大约一周之后也能自行健复。另外，很多糖尿病、高血压、脂肪肝等慢性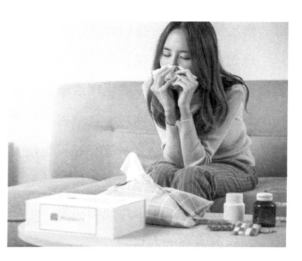病，如果病人能够改善生活方式，改掉致病的不良习惯，那么，经过一段时间的自然调养，也可以被控制得很好，甚至能不药而愈……凡此种种，其实都是自愈力在发挥作用。而我们有时候去医院寻求医生的帮助，也只是在为自愈力发挥作用创造更好的条件，争取更多的时间。

人类正是靠着这种神奇的自愈力，才得以在残酷的大自然中繁衍生息。

有人形象地把自愈力系统比喻成我们的贴身医生。这位贴身医生在我们呱呱坠地的那一刻便在我们身体里安了家、落了户。从此，我们身体中的五脏六腑、血液、骨骼、肌肉、毛发，乃至每个细胞都处在这位贴身医生的庇护之下。

当人体有不适或生病时，这位贴身医生可以敏锐地发现这些异常情况，马上投入工作，诊断病情，开出药方——调动人体内的免疫系统和内分泌系统，释放各种激素和抗体，消除致病因素，修复受损机体，我们的身体就会不药而愈。

现代医学研究发现，在自愈力系统工作的过程中，**人体常常会自动降低身体另外一些生理活动的强度**，甚至是暂时关闭某些功能，以减少能量的消耗，将节省下来的能量分配给身体出现问题的部位用于自我修复。这个过程会使人体某些部位出现一些症状，比如发热，可能是提醒人体某些地方有炎症，发热正是体内的白细胞和病毒、细菌作战的结果。

而家有宠物的人也会发现，小动物生病时，往往会安静地趴在角落里，好几天不吃东西。当你忧心忡忡地为它联系宠物医院的时候，它又活蹦乱跳地跑到了你的面前。其实，前几天的不吃东西、静静地趴着，正是它通过节食、静养的方式来调理身体。

原因很简单，动物生病的时候自动节食是为了减少体力消耗，因为无论是人还是动物，在进食以及消化食物的时候，都会消耗一定的体能，而节食则可以减少体能消耗，把有限的身体能量分配给自愈力，用来修复身体、治疗疾病。动物就是这样配合自愈力来给自己治病的。

不仅西方医学重视自愈力，我们中医也是如此，中

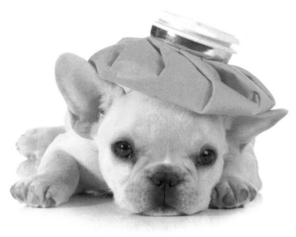

医历来都讲究健康要向内求，在治病救人的过程中，中医名家们非常注重人体的自我修复能力。

我国中医学现存年代最早的中医典籍《黄帝内经》就曾讲过："正气存内，邪不可干。"意思是，**如果人体的正气强大、旺盛，病邪就无法干扰人体，人就不容易生病**。这部医典同时也提到"邪之所凑，其气必虚"，意思是病邪之所以能够入侵人体，就是因为人体正气虚弱。

这里所讲的"正气"，其实就是西医所说的自愈力。**在中医看来，人体正气足，体内的脏腑就能很好地执行各自的功能，人体就会气血充盈，守护人体健康的屏障也就比较坚固、严密，那么病邪就难以入侵人体，即便是存在于人体内部的病邪，也会在正气的压制下，难以对人体产生负面影响。**

相反，如果正气虚弱，那么外在的风、寒、暑、湿、热等病邪就会乘虚而入，我们体内的五脏六腑被病邪侵袭，出现异状，就会失去原有的功能，无法维持身体的正常状态，人体自然就会生病，甚至是久病不愈。

中医名家们不仅非常重视自愈力，而且在长期的医疗实践中摸索出了很多激发人体自愈力的好方法。

相传在民国时期，有一位儿科老中医非常有名。很多父母带着孩子来找他看病。但他在给孩子治病的时候却很少开药方，多半是诊脉后，让孩子趴在诊疗床上，他沿着孩子的脊柱，从下到上提捏着皮肤按摩几遍，再告诉家长回家之后也照着这个方

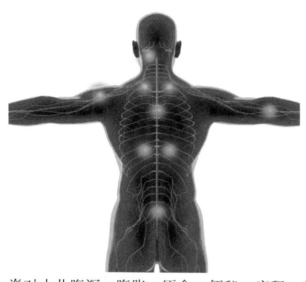

法给孩子按摩。很多小孩就这样被治好了。

这位老中医的这种疗法叫捏脊，治疗原理其实就是通过捏脊激发孩子的自愈力，达到不药而愈的目的。捏脊对小儿腹泻、腹胀、厌食、便秘、疳积、营养不良等疾病，可以说是手到病除，奇效非凡。不但如此，捏脊疗法还能促进孩子发育，增强免疫力。

在中医的经络理论中，脊柱属于督脉，负责人体阳气的运行，而督脉又与膀胱经的循行路线交会，膀胱经是排毒通道，所以，捏脊疗法可以疏通督脉和膀胱经，调理脏腑功能，升阳补虚，排毒祛邪，提高人体对抗外邪的能力。而且，通过捏脊提升自愈力治疗疾病的办法不但对孩子有效，对成人也同样疗效不俗，可以治疗成人失眠、胃肠功能紊乱、妇科病等。可以说，这种有益无害的纯自然疗法，相当于开启了人体内的生物药箱，不用打针吃药，就可以让成人、儿童祛病安心。捏脊是老祖宗给我们留下来的一个提升自愈力的大法宝。

自愈力有多神奇

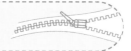

现代医学研究发现的一些事实，也在向我们讲述关于自愈力的神奇故事。

一、神奇的胃酸

我们体内负责消化食物的胃可以分泌胃酸，而胃酸有着强大的消化、腐蚀能力，甚至可以腐蚀铁和锌等金属，胃酸的这种强大功能可以帮助人体消化食物，特别是加强对蛋白质的分解。胃酸还可以消灭进入胃里的大部分细菌和寄生虫，使我们的身体免受病原体的感染。

而且，胃酸还可以激活人体内的各种酶类物质，调节肠道菌群，保护肠道健康。胃酸还可以把食物中的钙、铁、锌等元素转化为更容易被人体吸收的形式，特别是能够促进铁的分解及转化，从而提高人体对铁的吸收，保证血红蛋白的合成。

胃酸还可以通过刺激胃平滑肌收缩来控制胃的排空。

胃酸的这些强大功能，为人体的自愈系统提供了坚实的后

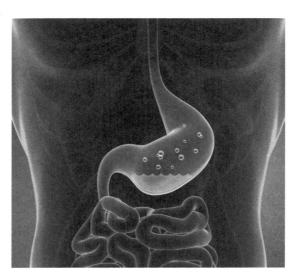

盾。但胃酸的分泌有时候会受身体健康状况的影响而失去平衡。这个时候，我们可以通过食物进行调节。

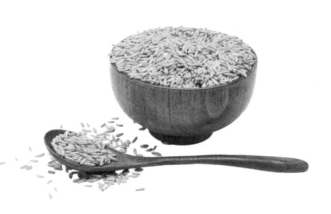

胃酸过多时，日常饮食可以适当多吃一些低糖、低脂的食物，如小米、薯类、燕麦、荞麦、冬瓜、紫菜、番茄等。原因在于，高脂、高糖的食物在消化过程中会刺激胃分泌更多的胃酸，加重泛酸。胃酸过多时也可以适当多摄取富含蛋白质的食物，保护胃黏膜，富含蛋白质的低脂食物有鸡蛋、黄豆、牛奶、南瓜、鱼类等。

主食方面，胃酸过多的人最好以面食为主，特别是很多含碱的面食，可以在一定程度上中和胃酸。

胃酸过多的人还可以喝茶，如红茶、普洱茶等，这类茶偏碱性，可以部分地中和胃酸，温胃养胃。

二、细胞的自我修复

我们都知道，自然界中的小动物，比如壁虎，在危急时刻可以断尾逃生，而它断掉的尾巴不久后还可以重新长出来。其实，人类不用羡慕壁虎，因为它身上这种非凡的自我修复能力，在我们人类身上也同样具备。

比如，我们的血管和骨骼，它们的自我修复能力是很强的。这主要表现在，当我们的皮肤受到轻度伤害后，几天之内便可自行愈合，因为人体表皮干细胞不断分裂、增殖，支持皮肤再生。骨骼也是如此，当我们在运动中不小心摔断了胳膊或是腿脚，去医院做一些妥当的处置，几个月之后，就又可以活动自如了，这要归功于骨细胞那强大的再生能力。

再比如，肝脏和小肠，这两个器官的细胞以更新速度快而闻名。医学研究发现，人体的肝细胞每5个月就可以全部更新一次。直白一点讲就是，如果我们的肝脏被切除一部分，哪怕是切除四分之三，那么，也只需四五个月的时间，这个顽强的器官就能在肝细胞的不断努力更新下恢复原状！而肠细胞则是平均一两天就会更新一次，更是被看作人体细胞更新速度冠军。

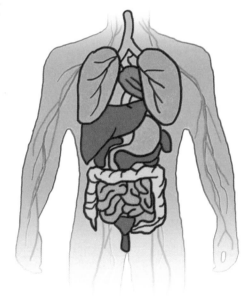

相比皮肤、肝脏、肠道细胞强大的再生能力，肺和肾在这方面不怎么占优势。但是它们也有无可匹敌的强项——无与伦比的代偿能力。

比如，当有些肾细胞

被损害时，其余的肾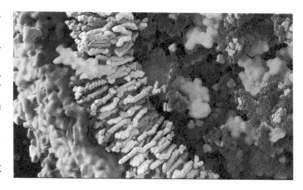
脏细胞会迅速变身
"小超人"——通过
调整自身的结构、增
加自身的体积，使自
己有能力去承担更多
的任务，弥补被损害的那部分肾细胞的功能，以维持人体正常的
代谢。

肺部组织的细胞也具有这种强大的代偿能力。当肺部组织因
疾病或外部伤害而受到损伤时，那些健康的肺细胞会迅速活跃起
来，通过扩张肺泡来增加吸进和呼出气体的体积，帮助人体更好
地呼吸。

人体胃细胞一般7天左右会更新一次；血液细胞，比如红细
胞，一般一周左右更新一次；指甲一般6 ~ 10个月更新一次；
头发一般3 ~ 6年更新一次。除了脑细胞、心肌细胞和眼部的晶
状体细胞之外，我们身体里的细胞平均每7 ~ 10年就会完全更
新一轮。

人体细胞的更新能力和增殖功能为自愈力提供了强大的物质
基础。而细胞的这些强大能力往往受遗传、营养状态、生活方式
和疾病情况等因素的综合影响。所以，要想拥有强大的自愈力，
我们就要保证充足的营养、良好的生活方式。比如，在一日三餐
中注意多吃蔬菜、全谷类的食物，可以更好地维护血管的修复

力；而适度补充维生素 D 和维生素 K，则能够维护骨骼健康和骨骼细胞的再生；适当摄入粗粮，有利于提高肠道细胞的活力。

三、抗癌勇士——P–53 蛋白

医学研究发现，在人体内存在着一种非常重要的蛋白——P–53，这种蛋白被誉为抗癌勇士。P–53 蛋白之所以获得这个美名，是因为它有着以下强大功能：人在身心压力大时，会导致体内健康细胞 DNA（脱氧核糖核酸）受损，这时 P–53 蛋白就会挺身而出，来保护 DNA；而在人体细胞再生的过程中，如果一些带有突变 DNA 的细胞不断分裂，人体就有罹患癌症的风险。这个时候，P–53 蛋白会再次出手，通过激活修复受损的 DNA，或减少生成基因毒素的氧化磷酸化过程来杀死那些无法修复的细胞，以防止癌细胞扩散，P–53 蛋白因此被称为"基因守护者"。

同时，医学研究还发现，P–53 蛋白在人体上皮细胞的迁移和组织修复过程中也起着至关重要的作用。

当人体的上皮细胞受损时，上皮间隙边缘细胞的 P–53 蛋白含量会迅速提升，并带领细胞向受损部位进行细胞迁移，然后驱动上皮细胞闭合。学者称，如果医疗界在未来能够对 P–53 蛋白的这种特性进行深入研究，也许可以找到更好的改善和加快伤口修复的医疗措施。

四、人体的"飞毛腿"信使——神经信号

有科学测算表明，人类的大脑神经传递信息的速度是 250 千米/时，最快速度可达到 100 米/秒！也就是说，大脑向身体各个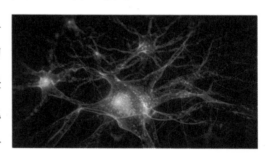部位传递命令的时间只有 1/1000 秒左右。大脑神经这种快速反应的优势可以帮助人体快速接收外部刺激、识别利害，并将相关信息快速传递给其他神经组织，让身体迅速做出反应，调整内部状态，以最快的速度对抗疾病、远离伤害。

血液——自愈力的供给线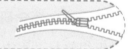

我们人类体内大约有 60 兆个细胞，这些细胞在不同的组织器官中履行各自的职责，保证人体的正常运行。而这些细胞要保持活力、发挥作用，时刻也离不开一样物质——血液。

血液对于人体来说是非常重要的。这主要从以下三个方面可以体现：第一，血液在流动的过程中将氧气、水和营养输送到人体的每一个角落，供养那里的细胞；第二，血液运送干细胞等再生因子，修复人体的伤口；第三，血细胞可以和入侵人体的病原体搏斗，还可以压制人体内产生的癌细胞。

具体来说就是，血液是人体内的快递员，它负责给人体的各类器官和组织输送所需物质。比如，把肺部吸入的氧气输送给全身的细胞；而胃、肠等消化器官通过消化、分解食物产生的营养物质也要靠血液输送给各个器官。

可以说，人体细胞所需的各类营养物质之所以能以极高的效率在人体内飞速传递，有80%要归功于血液。更重要的是，血液还能运送免疫细胞，为人体的防御系统提供运输服务。从这个意义上来说，血液是自愈系统发挥作用的重要工具。

不但如此，血液本身也是维护自愈力的重要物质。血液中的红细胞占血液总量的45%左右，正因为有了红细胞的存在，血液才呈现鲜红的颜色。红细胞中含有血红蛋白，这是一种含铁的蛋白质，就是它负责把肺部的氧气输送到身体各处。

血液中个头最大的细胞是白细胞，尽管它们只占了总血量的1%，但却起着非常关键的作用，它们是人体免疫系统的重要组成部分。当人体被病毒或细菌感染时，白细胞的数量会明显增加，主动吞噬病毒或细菌，将入侵者拒于人体之外。

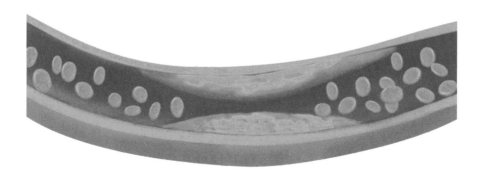

血液中的血小板，也叫凝血细胞，虽然它们的个头很小，在血液中的占比也非常小，但血小板承担的任务却非常艰巨，它甚至可以直接决定一个人的生死。血小板具有凝血作用，当人体受到外界伤害而流血时，血小板会立即赶往"事发"现场，并立刻制造"凝块"把自己变得非常黏稠，同时和其他血细胞抱成一团，堵在有伤口的地方。如果没有血小板及其化合物的凝血作用，那么我们的身体一旦出现伤口，哪怕是最微小的伤口，也会让我们流血不止。

接下来，我们还要介绍一下血液中更加重要的角色——血浆。血浆占人体总血量的55%，它是一种淡黄色的液体，之所以说它更加重要，是因为它不但负责运送红细胞、白细胞和血小板，而且它本身就含有丰富的脂肪、糖、蛋白质和盐。这对自愈力系统来说，也是必不可少的物质。

血浆中的蛋白质是构成机体的重要原材料。人体免疫系统中的所有免疫器官、免疫细胞和免疫分子，如白细胞和淋巴细胞，都要以蛋白质为原料才能合成。只有免疫系统足够强大，把来犯之敌尽量多地拒之门外，人体内部的自愈力系统才不会疲于奔命，才能有喘息的机会，不至于被累垮。

如果人体营养不良，蛋白质含量下降，机体内负责排毒的淋巴细胞就会减少，淋巴细胞中含有的吞噬细胞对细菌的杀伤能力也会随之降低，而如果血清中的蛋白质含量降低，人体就容易出现各种感染。更为重要的是，如果尚处在身体发育阶段的小朋友们缺乏蛋白质，他们体内的脾、淋巴结、胸腺等各类器官都会发生明显的退行。

人体可吸收的脂肪能有效增强人体免疫系统的防御功能。如二十碳五烯酸（EPA）和二十二碳六烯酸（DHA）等，可以通过多种途径减少皮肤炎症的发生。当人体内的脂肪含量恰到好处时，可以刺激人体免疫系统好好工作，而如果脂肪含量过高，则会抑制免疫系统的功能。

血浆中的糖类可以维持神经系统的正常运转，还能够协助肝脏解毒。而糖和蛋白质结合生成的糖蛋白，是构成抗体的重要成分。

从上述内容可以看出，血液可以说是人类生命真正的"长河"，血液一旦出现问题，人体细胞将处于断供状态，人体的自愈力就会明显下降，引发很多疾病，甚至直接导致死亡。

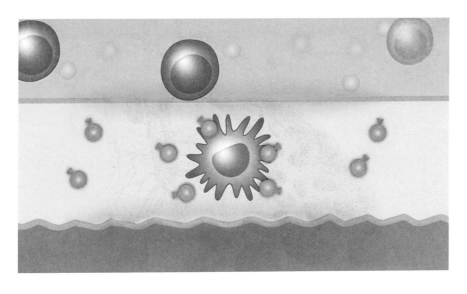

我们的老祖宗认为流动的血最具有生命力，所以中医有"气为血之帅，血为气之母"的说法。中医认为，血流不畅即为瘀。一般来说，凡是脱离经脉的血液无法及时消散，瘀滞在某个地方即被称为血瘀。另外，如果血液在经脉中流动时受到阻碍，郁积于经脉或脏腑中，也叫血瘀。血液循环人体周身，维护人体的各种功能，一旦它流动不畅出现血瘀，就会引发很多疾病。从内部来说，血瘀会引发脏腑器官的疾病，如女性痛经、不孕；从外部而言，会影响头部、四肢和肌肤的健康。

我们以糖尿病为例来说明血流通畅对人体的重要意义。患有严重糖尿病的人，他们的毛细血管会发生堵塞或是出血，特别是脚趾等末端部位，最容易因为血流不畅而出现细胞坏死的情况。这个时候，如果再不小心使脚趾受到外伤，伤口就会因为得不到血液送来的各种物质而很难愈合。于是，病原体就会乘虚而入，

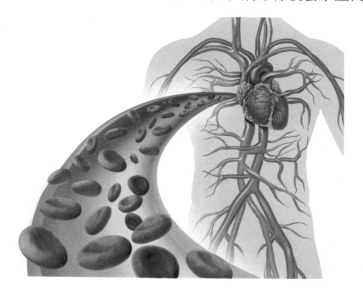

把伤口坏死的地方当作理想的寄居所和繁殖地。不久之后，这处伤口就会成为坏疽，严重时必须把这部分切除才能保住人命。

这个例子形象地说明，血液，特别是流动顺畅的血液，是自愈系统发挥功能的重要工具。所以，我们要提高自愈力，首先要保护血液不被污染，保证血液循环通畅。

那么，怎样才能保证这些呢？我们不妨先从食物入手。可以多吃一些补骨髓的食物，因为骨髓是造血之源，骨髓也是干细胞的孵化器。人体如果骨髓充盈健康，血液的质量和血液循环自然就好，人体的自我修复能力自然就强大。

那么，吃什么食物可以补骨髓呢?

营养专家的建议是，可以多吃些动物骨髓、黑芝麻、大豆等食品，也可以利用"药食同源"的方法，食用一些具有补精填髓作用的食材，如天门冬、黄精、玉竹、熟地黄、山药等。其中，天门冬、黄精可以用来煎茶喝，玉竹、熟地黄、山药等可以用来和其他食材一起煲汤，如熟地黄猪肉汤、玉竹猪肺汤、牛肉山药汤等。

改善血液循环，防止血瘀的食材也不少，**比如能够行气、活血的白萝卜、大蒜、生姜、茴香、柑橘、桂皮、丁香、山楂、韭菜、黄酒、洋葱、银杏、玫瑰花茶等；能活血化瘀的桃仁、油菜、黑豆等；能清除血管壁上垃圾的黑木耳；可以促进血管舒张、改善血液循环的红葡萄酒，平时可适量喝一些；可以降低血脂和血液黏稠度的米醋和山楂。**

有经验的老中医也会劝我们：**尽量不吃、少吃生冷或是寒性比较大的食物，如冰激凌、冰镇饮料、西瓜、螃蟹等。**这类寒性大的食物容易损伤人体内的阳气，引发虚寒内生，导致气血凝滞不通。

淋巴系统——人体的"清洁工"

如果说血液循环系统（第一循环系统）是人体自愈力的供给线，那么淋巴系统就是清洁工。作为人体内的"第二循环系统"，它的通道是血液循环系统的两倍还多，如果把淋巴系统的通道——淋巴管连接起来，据说可以绕地球赤道5圈！如此长的管道保证了淋巴系统可以把它的工作深入到人体的每个角落，不留任何死角。

在人体的自愈力系统中，淋巴系统扮演着重要角色。首先，它是免疫系统的重要组成部分，系统中的淋巴结会生产一种被称为淋巴细胞的白细胞，可以对抗入侵人体的病毒。其次，淋巴系统还是人体细胞的燃料运输队，它吸收肠道中的脂肪和脂肪酸，并把它们送回血液中，脂肪和脂肪酸通过血液循环成为细胞活动的能量来源，维持机体的正常运转。最后，淋巴系统还可以维持体液平衡，它通过收集、过滤、吸收体液来避免因为体液过多而引发身体器官或组织肿大。

最为重要的是，淋巴系统也被称为人体的"清洁工"，它是人体内最大的废物处理系统，可以过滤致病细菌、清除体内各种废弃物。这一切主要是通过系统中的淋巴结来实现的。

医学研究发现，在人类的躯体中，有 600 ～ 700 个淋巴结。它们遍布在人体的各个部位，包括头部、腋窝、腹部、大腿根、肘窝等处。淋巴结很小，小到只有一颗豌豆那么大，但它却担负着一项非常非常重要的使命——净化体液、保护人体免受侵害。

在我们生活的环境中，只要不是真空条件，就会有数以百万计的病毒、细菌、毒素和寄生虫存在于我们的周围，伺机而动。当我们呼吸时，它们可能会进入我们的鼻孔、喉咙和肺部。当我们吃东西的时候，它们可能会进入我们的腹腔、胃肠道里。当我们不小心抓破皮肤时，它们可能会顺势进入我们的血液循环中……可以毫不夸张地说，如果缺乏牢固的防

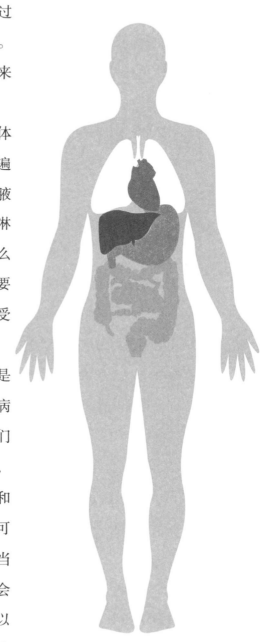

守，这些侵略者可能分分钟就能把我们的身体弄得虚弱不堪。

而我们之所以在大多数时间里都能健康地生活，就是因为有强大的免疫系统在保护我们的身体。正是它每天默默无闻、忠诚尽职地处理着这些数以百万计的入侵者，我们才得以安然无恙。

让我们来看看这些英勇的卫士们是如何保卫我们的身体的。

在人体的表层皮肤之下，遍布一种叫毛细淋巴管的组织，它的内部有一种可以自由开合的细胞。这种细胞可以像海绵吸水那样，把人体的组织液和入侵到人体内部的细菌、病毒和癌细胞等吸收进淋巴系统。而几乎每个细菌、病毒和癌细胞，都会在淋巴结这个地方遇到迎头痛击。

在这里，白细胞可以吞噬或破坏所有细菌和病毒，将它们杀死并进行过滤，再把过滤净化后的淋巴液通过淋巴管重新送回血液循环中，最终将这些有害物质通过肾脏和肝脏的代谢，随大小便排出体外。淋巴也因此被称为"伟大的回收者"。

淋巴结中的白细胞在与细菌、病毒做斗争时会产生大量伤亡，它们的遗体堆积在淋巴结中，会引发肿胀，很多人都有过这样的经历：感冒发热时，颈部的淋巴结会变大，用手去摸的时候甚至会明显感到很痛。这就是体内的白细胞战士们投入战斗产生的后果。

在我们的一生当中，体内的淋巴系统夜以继日地忙碌，为我们的身体做着清洁、净化工作，我们才得以在阳光下健康地生活和工作。人体内有三大淋巴排毒系统，主要分布在腋下、颈部、腹股沟处。其中，颈部淋巴最为重要，它是人体最大的排毒管道，是毒素回收站，是人体最重要的防线。一旦颈部淋巴结发生肿胀，预示人体内可能产生了恶性肿瘤。

由于淋巴结不具备再生功能，所以如果淋巴结不幸被摘除，就可能导致我们身体的体液无法及时过滤，这会让我们很容易患上淋巴水肿、淋巴系统疾病。所以，我们要好好保护体内的这位清洁工，至少在饮食上要做好保障。

淋巴系统比较喜欢人类吃以下这些食物：

富含维生素和蛋白质，同时脂肪含量较低的食物，如：牛奶、鸡蛋、苹果、香蕉、榴梿、粳米、大枣、龙眼、荔枝、香菇、胡萝卜、山药、藕粉粥、豆类等。适当吃这些食物，不但能够补充蛋白质和水分，满足人体的正常需要，而且还可以促进淋

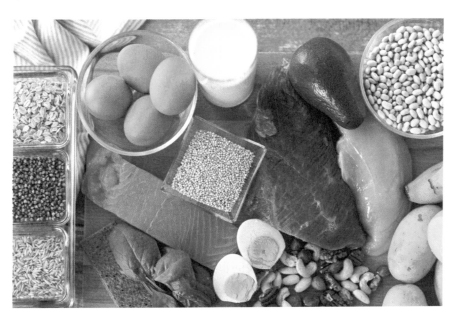

巴系统的循环，帮助淋巴系统排毒。

同时也可以吃一些蜂胶、人参、西洋参、冬虫夏草等增强机体免疫力的食物，这些食物可以对淋巴系统起到很好的保护作用。

另外，患有淋巴结肿大的人适合吃荸荠、芋头、核桃、荔枝、黄颡鱼、田螺、羊肚、牡蛎等；患有淋巴结肿大并伴有发热症状的人可以吃无花果、大麦、绿豆、苦瓜；患有淋巴结肿大并伴有盗汗症状的人可以吃猪心、羊肚、燕麦、高粱、豆腐皮；而患有淋巴癌的人则要记得远离咖啡等兴奋性饮料和刺激性食品，适当吃些新鲜的大蒜能刺激巨噬细胞和 T 淋巴细胞的活性，提高人体自愈力。

虽然淋巴系统的管道长度是血液循环系统管道长度的两倍多，但淋巴系统并没有一个像心脏那样强劲有力的驱动中枢，因此，淋巴液的循环流动只能靠临近动脉的搏动、骨骼肌的收缩以及呼吸作为动力。所以，时常做一下呼吸练习、淋巴按摩、体育锻炼，可以促进淋巴系统的循环，对保护淋巴系统的健康非常重要。

发热、腹泻其实是身体在自愈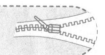

一些经验丰富的老中医在给长年体弱的人调理身体时，往往会遇到这样的情况：调理一段时间之后，病人特别容易出现感冒发热的症状，很多病人就十分纳闷，明明之前不那么容易感冒发热的，怎么越调理越糟糕呢？

这个时候，老中医往往会不慌不忙地告诉病人：你现在能有发热、感冒的症状，其实是好事。因为你之前的正气比现在弱，正气弱的时候，身体遇到风邪、寒邪根本无力抵抗，只能让它们长驱直入并长期残留在身体里，形成很多顽固的慢性病。而现在的发热、感冒，恰恰是身体的正气在和风邪、寒邪作战的表现，表明身体的排病能力增强了，是一个非常好的现象。

在日常生活中，特别是当了父母的人，一旦孩子有个头疼脑热的情况，就紧张得不得了，生怕热出毛病来，会千方百计替孩子退热。

而实际上，发热是人体的一种保护性反应。

通常情况下，人的体温在 36.6℃左右，只有在这种恒定的温度下，人体内的各种酶才能发挥作用，而我们的各种生理活动都离不开酶的运作。过高或过低的温度都会影响酶的活性，阻碍人

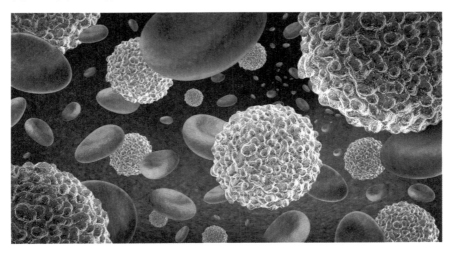

体生理活动的正常进行。

然而，一些医学观察发现，当人体体温稍微升高一点，比如升高1℃左右时，这个温度不至于影响生物酶的活性，却可以使体内的自愈力系统变得异常活跃，比如，体内的抗体会增多，白细胞吞噬病毒或细菌的能力也比正常体温下的吞噬能力要强得多，肝脏的解毒功能也相应增强……这些变化都是自愈力在启动保护机制的体现，可以在细菌或病毒初现端倪的时候就把它们打败。

这个时候，如果发热的温度不高于38℃，我们只要适当喝点水，注意休息，饮食上注意吃些清淡的食物，那么，过不了多久，体温就会恢复正常。

当然，如果发热39℃以上（成人高热持续时间不能超过12小时，儿童不能超过8小时），就不要再硬扛着了，应该马上去医院，请专业的医生治疗。有的人可能会选择在家里自行用药降

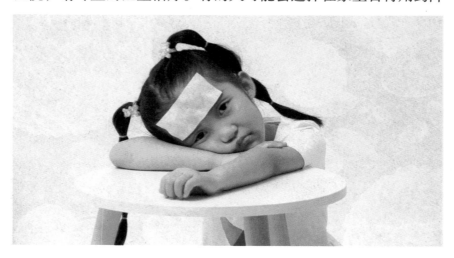

温，这是绝对不可取的，乱用药和过度用药一样，对自愈力的伤害都是非常严重的。

当然，更不可取的是，有人在刚刚发热，温度还在 38℃ 时，就开始乱用退热药，这就好比一个国家（人体）在和敌国作战时，本来自己的军队（自愈力）很强大，但是指挥者却错误估计了形势，偏偏相信外来军队（药物）的实力，指望着靠外部军队打败敌人（疾病）。时间一长，自己的军队就失去了练兵的机会，战斗力也就自然会下降。更要命的是，外面请来的军队还可能会盘踞不走（药物的不良反应长时间不消退），甚至霸占这个国家，那就很可能会导致亡国的悲剧（身体长久地失去健康）。

德国医学界的一项研究发现，人体的自愈力如果不被破坏，它其实可以治愈 60% ～ 70% 的人体疾病。我们的自愈力就如同一位智能医生，当身体出现不适时，它就可以自动从身体内部的"药铺"中找到几十种"特效药"来自我疗愈。而这些"特效药"基本都是人体内部分泌的、纯天然的、很少有不良反应的抗体和激素等。

在自愈力调节人体的过程中，我们的身体出现的一些症状，比如咳嗽、发热、拉肚子等，根本就不是病，只是自愈力想通过这些症状告诉我们："你这个地方可能会出问题，现在我正在调节，你要注意了……"遗憾的是，很多人都听不懂自愈力的这种语言，总是把这些症状当成疾病来治。比如，不小心食用了过期变质的食物后，我们就会感到肚子疼，甚至会呕吐、拉肚子，这

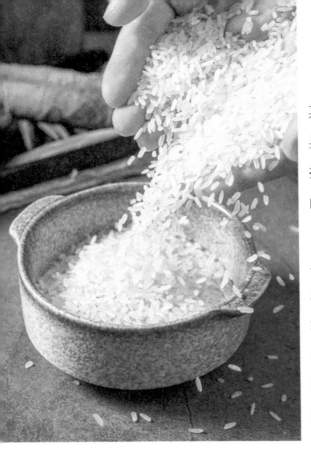

其实是自愈力通过解毒、排泄异物在给我们的身体做净化，把那些会危害我们身体健康的毒素快速排出体外。

但是，一些不了解真相的人在这个时候往往会赶紧服用止泻药，甚至是打针，来缓解呕吐、腹泻、发热、发炎等各种身体反应。结果，虽然吃药、打针之后会很快消除这些症状带来的不适，却导致体内的毒素不能完全排出，延长了毒素在我们体内滞留的时间，甚至会导致病毒长期滞留体内，引发其他疾病，给日后的健康埋下巨大隐患。

所以说，在腹泻并不严重的时候就急于服用止泻药，根本就是在做自我伤害的事情。正确的做法是：如果腹泻不是很严重，可以空腹、禁食，让肠胃休息一下，同时注意补充水分、各类维生素、矿物质，避免脱水。对于小孩子腹泻，一些老中医还推荐了一种健康又方便的方法——喝"焦米汤"。

我们自己在家里就可以做焦米汤，具体做法是：把大米（注意，一定是新米，不要用抛光、打蜡的陈米）洗净后控干水分。在无油的锅中以小火不断翻炒，炒至米粒焦黄，爆出米香味为止，一定不要炒煳。炒好的焦米放入锅中，加入适量的水，大火烧开后转小火再煮半小时，然后马上过滤出米汤。注意！不要隔太久才过滤，不然焦米会把米汤吸干。过滤后的焦米汤放温后就可以给孩子喝了。

焦米汤性质温和，可以健脾益胃、消食导滞，对于消化能力弱，经常积食的宝宝也有疗效。

如果孩子腹泻伴有轻微脱水，可以在焦米汤中加入少量的盐和糖，比例大约是 1000 毫升焦米汤放 2 克盐、10 克糖。

这个方法其实来自民间偏方，它不但被千千万万个实际应用者证明有效，而且从现代医学角度来看也是非常科学的：大米被炒制后，里面含有的碳水化合物被炭化，炭化后的物质经过肠道时，可以吸附肠道黏膜上的有害物质，降低肠道的通透性，有效地缓解腹泻。而且，炭化后的淀粉、维生素及其他矿物质还可以

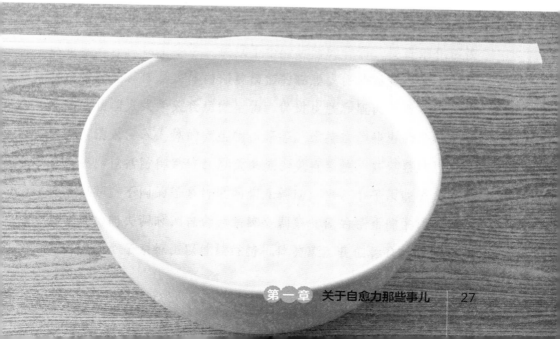

为患者补充营养，更有利于恢复胃肠功能。

当然，最后还要说一句，如果你遭遇的是原因不明的严重腹泻，甚至长时间不见缓解，那么就要及时去医院，请专业医生治疗，不要延误。否则，严重腹泻会导致脱水，损伤脏腑器官，甚至引发脏器衰竭。

我们提倡的利用自愈力来祛病健身都是有先决条件的——自愈力只适用于防治"未病"或者是疾病刚刚露出一点苗头的时候。这个时候，自愈力系统是有能力进行身体修复的。但如果换作是一些急症，甚至是危及生命的重症，还是要及时去医院，寻求专业的医疗救治。

医学越发达，疾病却越难治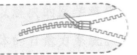

我们的老祖宗很早就有"是药三分毒"的说法，认为任何药物都有一定的不良反应，而且，药效越强的药物，其不良反应也往往越强。而现代医学观察也发现，虽然药物可以很快改善症状，但如果过度用药或长期反复用药，就会产生耐药性，给身体带来长久的伤害。

所谓耐药性，就是病原体对原本有效的药物产生了耐受性，使用正常剂量时，同样的药物不再发挥应有的疗效，甚至是完全失效。耐药性不但会给治疗造成困难，还会使疾病蔓延。比如，经常使用抗生素，细菌就会对一些常用药物产生耐药性，从而大量繁殖，导致正常菌群被破坏殆尽，使人体面临双重感染的风险。

除了抗生素之外，止痛药也容易形成耐药性，而且，滥用止痛药还会引发其他严重问题。

长期服用止痛药，病人会产生药物依赖。而且，止痛药还会掩盖真实病情，使病情恶化。要知道，疼痛其实是身体发出的一种警报，提醒我们某个部位出现了问题，要采取相应的措施，以避免更大的危险。比如，当我们感到左上臂、胸前区、上腹区疼痛，甚至是牙痛时，可能提示我们有心梗的危险，应及时去医院做检查。所以，当身体某个部位疼痛时，不要轻易服用止痛药，而应该找出原因及时进行治疗，贸然使用止痛药只会掩盖真正的病情，贻误治疗时机。

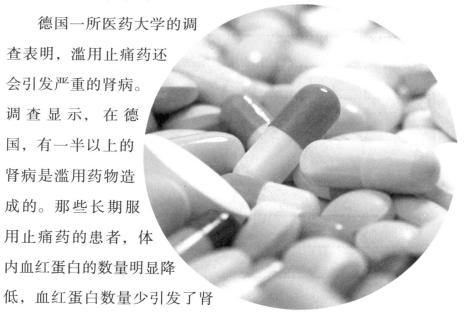

德国一所医药大学的调查表明，滥用止痛药还会引发严重的肾病。调查显示，在德国，有一半以上的肾病是滥用药物造成的。那些长期服用止痛药的患者，体内血红蛋白的数量明显降低，血红蛋白数量少引发了肾病，甚至是肾衰竭。而且，调查还显示，滥用止痛药还会诱发肿瘤，危及生命。

总之，不论是药物本身的不良反应，还是人体自身产生的耐药性，最终结果都是影响了身体的自我修复能力——自愈力。

人们对药物、对医生过度依赖，把自己的健康交给医院、医生，交给药物、仪器，而事实却往往事与愿违：有些病虽然得到了控制，却又引发了新的健康问题。于是，人体健康和医疗在一定程度上形成了恶性循环：医疗越发达，疾病越多，也越来越难治……要终止这种恶性循环，我们应该尊重身体的本能，充分发挥自愈力的潜能。

想想20世纪70年代以前的人，当时的医疗水平低，百姓个人的经济条件也不如现在好，所以那个时候的很多人有点小毛病

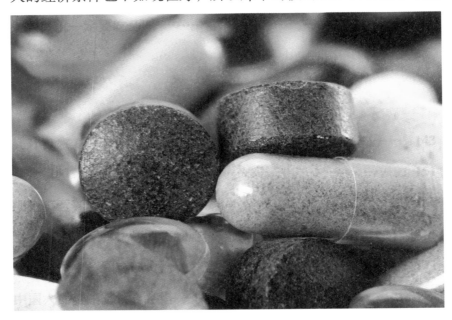

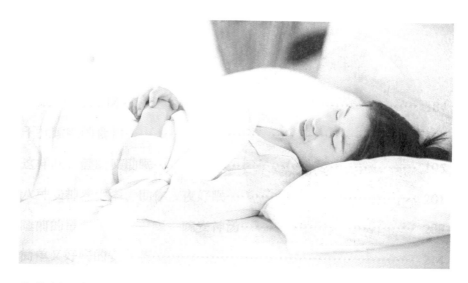

往往是"扛一扛就过去了",或者通过一些土办法自我调理。但他们的体质和耐力却是很多现代人都赶不上的！这个事实也从一个侧面说明，人们越依赖药物、依赖治疗，身体越可能变得弱不禁风。所以，身体不舒服的时候，我们先不要急于打针、吃药，先给自愈力一点时间，给它一个大显身手的机会，尤其是像头疼、发热、感冒、咳嗽这类小毛病，一般都可以通过好好休息、清淡饮食、充足睡眠等生活方式的调节，在自愈力的作用下自然恢复健康。

其实，真正让身体好起来的，还是自愈力的自我修复，如果人体的自愈力遭到破坏，即便是神医华佗再世，也无力回天。

不少医学专家都在呼吁医疗的至高层次——修复人体的自愈力。他们认为，好的治疗方法不是打败病毒、终止病痛和症状，而是唤醒人体的自愈力，帮助自愈力完成自己的使命，发挥应有

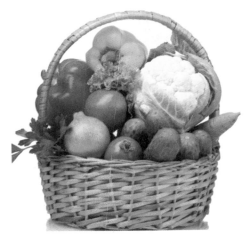

的作用。

而这也正是中医一直追求的目标。《黄帝内经》就倡导"圣人不治已病治未病，不治已乱治未乱"。意思是，高明的医生不是把已经生病的人治好，而是在人没有发病之前就把致病的隐患消除掉。

基于这样的理念，一些老中医在为病人调治一些小毛病时会尽量选择药食同源的药物，因为这类药物既是药也是食材，其药性对人体产生的不良反应比较小，不会伤害人体的自愈力，比如怀山药、龙眼、金银花之类，这些看似平常的食材用对了地方就可以四两拨千斤，帮我们安全、快速地解决大问题。

下面就分享几个自我调理的小妙招。不过还是要提醒大家，在自我调理的过程中，一定要留心观察，如果症状得不到缓解甚至更加严重了，还是要及时就医，不要贻误病情。

风寒感冒初期：因受凉、淋雨而感冒，表现为怕冷、发热、流清鼻涕、鼻塞、恶心、呕吐、舌苔发白等。

调理方法：白天用紫苏叶泡茶喝，睡前用紫苏叶泡脚发汗。

紫苏叶也叫苏子叶，好多地方的人把它做成凉拌菜，很美味。在我国东北的朝鲜族聚居区，有不少烤肉店用它来包烤肉。

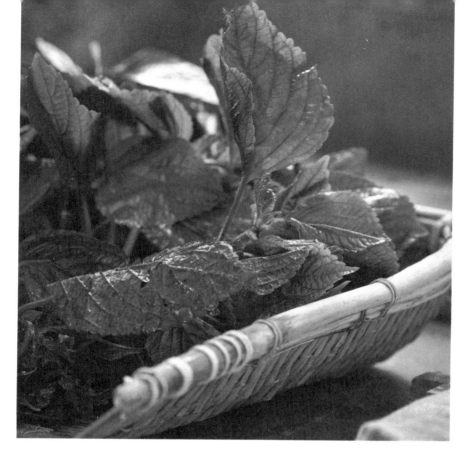

紫苏叶本身有一种香气，搭配着烤肉，味道更香，还比较解腻。朝鲜族居民还把它腌成咸菜，也非常好吃。

紫苏叶在张仲景的《金匮要略》和李时珍的《本草纲目》中是一种非常有价值的药材。它具有解热、消炎的作用。在风寒感冒初期，白天用紫苏叶泡茶喝，晚上临睡前再用紫苏叶泡脚，泡至后背微微发汗，然后马上盖好被子，好好睡一个晚上，第二天早起，风寒感冒的症状基本可以消除大半。

慢性腹泻：病程超过 4 周或长期反复发作的腹泻为慢性腹泻。注意，这里的腹泻不是因为吃坏肚子或是受凉引起的腹泻，而是因为脾胃虚弱，或是身体其他虚证引发的腹泻。

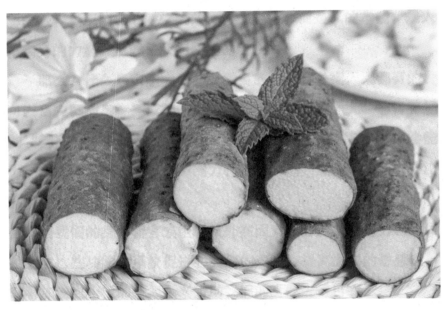

调理方法：生怀山药 100 克打粉，熟鸡蛋黄 2～3 个捣碎。先把生怀山药粉调成糊状，然后冷水下锅慢慢熬，一边熬一边搅拌，沸腾 2～3 次后，把捣碎的鸡蛋黄加到熬好的山药糊中当粥喝。据悉，这个方子是我国近代著名中医张锡纯的一个很有名的医案，张锡纯用它治好了不少长期腹泻的病人。

山药，既是一种食物，也是一味中药。产自河南的怀山药还具有补脾养胃的功效，可以治疗脾虚食少、久泻不止、大便泄泻。这里所说的怀山药一定是生的怀山药，炒过的熟怀山药疗效会变差；另外，一定要选产自河南的怀山药，不是超市里的菜山药。鸡蛋黄具有收敛、止泻的作用。就是这两样看似不起眼的食材，却可以安全、轻松地消除长期腹泻病人的痛苦。

小儿积食：表现为厌食、口臭、肚子胀、胃部不适、睡眠不安、手脚心发热。小孩子偶尔出现的积食，在没有发展成病症之前，家长们可以用鸡内金研粉来调理。

调理方法： 将鸡内金研磨成粉加入孩子的饭菜中。一般用量为：5岁以下的孩子每次0.75 ~ 2.5克，5岁以上的孩子每次1.5 ~ 5克。症状缓解之后即可停用，不可长期食用。注意，脾胃特别虚弱、便溏的孩子不能用这个方法，否则会导致脾胃更虚。

鸡内金是鸡肫的内皮，洗净干燥或是烘干后具有健脾益气、消食化滞的功效，可用于治疗食积不消、呕吐泻痢。

激活自愈力的法宝——轻断食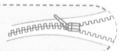

轻断食，也称间歇性禁食，是断食人根据自身的身体状况在规定时间内禁食的一种生活方式。对多数上班族来说，他们更愿意选择"5+2"的断食形式，即每周任选两天（不连续的两天），女性每天只摄入500 ~ 1000千卡热量的食物，男性每天摄入

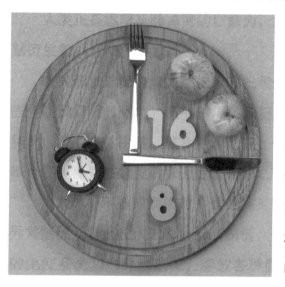

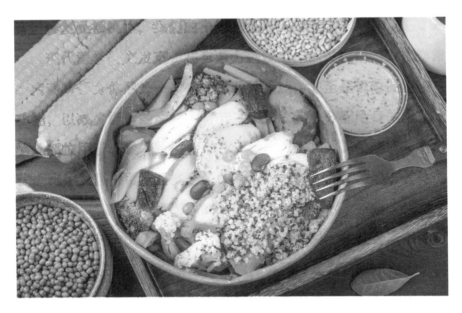

600～1000千卡，其余5天则自由进食。

"轻断食"的理念最早是由英国医学博士麦克尔·莫斯利提出来的。他认为适当地采取轻断食，有助于促进机体的新陈代谢，提高人体的抗氧化能力，增加免疫细胞数量，降低患糖尿病、心血管病的风险，同时还有助于减肥。

实际上，以断食来调理身体的方法早在我国汉代就有了。汉代中医学家张仲景就曾在他的医学巨著《伤寒杂病论》中提到过类似的观点。比如，他曾有"损谷则愈"的说法，"病人脉已解，而日暮微烦，以病新差，人强与谷，脾胃气尚弱，不能消谷，故令微烦，损谷则愈"，意思是，病人的症状刚刚缓解，脾胃的功能还没有完全恢复，无法消化太多的食物，这个时候适当地饿一顿，反而有利于身体恢复。

《红楼梦》中也多次提到通过断食来治病。如第五十三回《宁国府除夕祭宗祠荣国府元宵开夜宴》中有一段文字提道："这贾宅中的风俗秘法：无论上下，只一略有些伤风咳嗽，总以净饿为主，次则服药调养。"还有一次，巧姐感觉不舒服，奶妈抱着她找王太医看病，结果，王太医给巧姐把了脉，又看了看舌相之后便笑着说道："我说姐儿又骂我了，只是要清清净净的饿两顿就好了。"

　　可见，轻断食还有一定的中医理论支持。另外，研究者在研究中发现，当人处于一定强度的饥饿状态时，人体细胞会吞噬身体多余的垃圾。这一发现也为轻断食提供了可信的理论支持。

　　而一些生物学家对自然界的动物进行观察时发现，那些以捕猎为生的大型动物，当它们的食物源不是很充足，常常是饥一

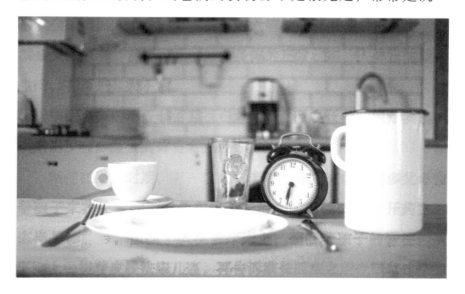

顿、饱一顿的时候，它们的生存能力反而是最强的，其身体也比那些饱食终日的动物更健康。

生物学家在观察中还发现，动物生病时，它们往往会主动断食，找到一个水源充足、相对隐蔽的地方静静地卧着。只要不是致命的伤害或是疾病，它们往往在休息一段时间后就会恢复身体机能。科学家为此还做过相关实验，并得出结论：轻断食可以激活动物体内的自我修复功能，消灭多数细菌，使机体免疫功能大大提高。

看来，轻断食的确益处良多，那么应该怎样正确轻断食呢？

具体来说，"5+2"式轻断食的方法如下：在采取轻断食的两天中，每天摄入热量不低于 500 千卡，不高于 1000 千卡。

要达到这个标准，可以这样安排一日三餐。

早餐： 1 个鸡蛋（大约 90 千卡热量），250 毫升低脂牛奶（大约 135 千卡热量）。

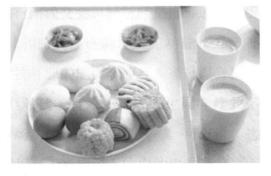

加餐： 一个苹果或是一个橙子（大约 90 千卡热量）。

午餐： 不加沙拉酱的纯蔬菜沙拉 250 克左右（大约 45 千卡热量），鸡胸肉或白灼虾 60 克（大约 90 千卡热量）。

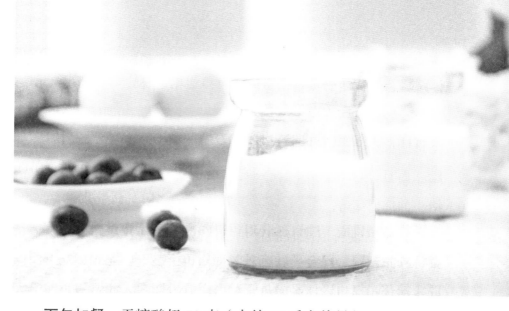

下午加餐：无糖酸奶 70 克（大约 50 千卡热量）。

轻断食前最好咨询一下专业的营养师，对自己的身体状况、断食计划做一下科学合理的评估。断食最开始的时候，可以从每天 1000 千卡热量开始，坚持一段时间后，再试着调低热量。而且，一定要注意食物搭配和补充水分，以保证营养均衡、稳定，确保满足身体正常活动对蛋白质、维生素和矿物质的全部需要。

一些做轻断食研究的专业人士表明，科学合理的轻断食几乎不会对胃肠、神经、激素或代谢产生不良影响。在体重保持不变时，也不会降低基础代谢率。但他们也提醒刚刚尝试轻断食的人，在最开始断食的时候，一定要注意补充水分，否则会造成脱水，引发健康问题。

科学合理的轻断食，可以对我们的健康产生很多正向的影响。比如：

1.轻断食可以控制血糖值。适当减少食物的摄入，可以帮身体减轻新陈代谢的负担，有助于维持血糖的稳定。

2. 轻断食可以降低体内不良胆固醇。轻断食能有效降低人体不良胆固醇和三酰甘油水平，有效防止脂肪肝，保护心血管健康。而且，轻断食还能在一定程度上缓解不良情绪，如焦虑情绪、抑郁情绪等。

3. 轻断食可以减轻肠胃负担。减少食物摄入可减轻肠胃负担，让肠胃得到休息。特别是一些脾胃虚弱、容易积食的人，轻断食的调理效果会更加明显。

4. 轻断食可以改善血液循环。适当的轻断食可以让我们避免大鱼大肉的不良饮食，进而减少脂肪堆积，避免肥胖和血液黏稠，在一定程度上改善血液循环，降低患心血管病的风险。

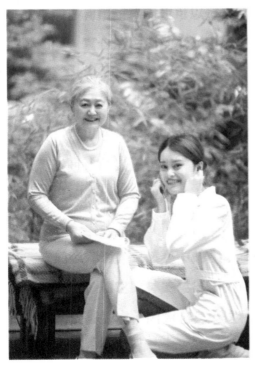

但研究轻断食的专业人士也提出忠告：并非人人都适合轻断食。比如，12岁以下儿童，体重正常的青少年，孕妇、哺乳期女性，饮食失调的人，70岁以上的老人，这些人都不适合轻断食。

以青少年群体为例，

青少年正处于身体发育的关键阶段，对能量和营养的需求比较大，需要合理饮食，保持营养均衡。轻断食可能会对青少年的身体发育带来不利影响，尤其是不科学的轻断食，可能还会影响青少年的身高和体重增长，甚至会影响其智力发育。

另外，孕妇、哺乳期女性也不适合轻断食。原因很简单，孕妇为了保证自身和胎儿的正常发育，需要充分摄入各种营养物质，而轻断食会在一定程度上影响孕妇和胎儿的营养摄入，导致孕妇免疫力下降，也会使胎儿营养摄入不足。哺乳期的女性，轻断食可能会影响母乳的产量和质量，从而无法满足宝宝的营养需要。

第二章 "食养"五脏六腑的自愈力

五脏六腑的自愈力

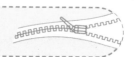

《黄帝内经》中提到，人体的五脏六腑在正常情况下处在一种非常和谐、自足的状态。这里所说的五脏，就是心、肝、脾、肺、肾，它们的功能是贮藏人体生命活动所必需的能量，如精、气、血、津液；六腑，即胆、胃、小肠、大肠、膀胱、三焦，它们主管食物的受纳、运输、转化和排泄。

在中医看来，五脏六腑和谐共存，它们各司其职，又互相合作，让我们身体的运行井然有序。

五脏中，**心为"君主之官"**，即心主神明，主血脉，在五脏六腑中居首要地位；**肝为"将军之官"**，当外邪入侵人体时，肝脏首先做出反应，率先发挥保卫作用，如同一个将军率军保卫国家一样；**肺为"相傅之官"**，肺像宰相一样，能辅佐心脏来调节一身的气血运行、水液代谢、皮肤腠理（指皮肤和肌肉的交接处，可防御外邪）的防御功能，以及呼吸功能；**脾胃为"仓廪之官"，脾胃就像粮仓一样，收纳人体摄入的食物，还能把食物转化成营养物质，为人体提供能量；**肾为"作强之官"**，肾的功能是主骨、藏精、生髓，一个人肾气充盈，他就筋骨强健，动作有力，精神健旺，相反，一个人如果肾亏、精虚、髓少，他就会腰酸骨弱，精神疲惫，反应迟缓。

六腑中，胆为"中正之官"，是指胆如同一位决断者、裁判官，当人做事犹豫不决的时候，需要提升胆气来帮助自己做出决定。人们常说"胆大""胆小"，实际上胆的功能可以影响一个人的决断能力。在中医理论中，肝与胆相互协调，共同调节着人的精神活动：胆的功能良好，人在做事时就表现得很果决；胆的功能不好，人在做事时就会表现得没主见、胆小。而且，胆气虚，人还会身体发凉，容易困倦，无精打采，记忆力下降，注意

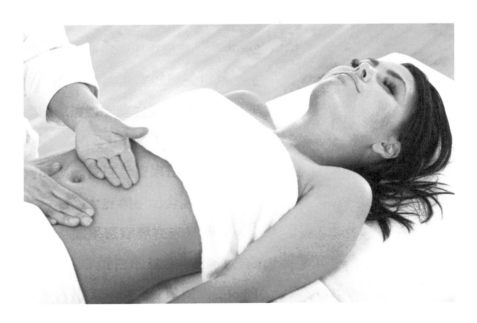

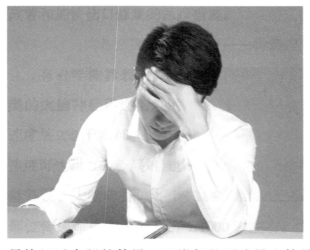

力不集中，易受惊吓，经常梦魇。

大肠为"传导之官"。我们吃进口中的食物，经过胃的消化、脾的运化后变成糟粕，再经过小肠的转化，最终经过大肠的传导，以粪便的形式排出体外。

小肠为"受盛之官"，受盛，是接受和贮盛。小肠的功能包括：一是受盛和化物，是指小肠接受由胃传下的食糜，做进一步的消化。二是分别清浊，是指小肠对食糜进行消化后，分出清浊两部分，清的，即水液，下移膀胱，以尿液的形式排出体外；浊的，即糟粕，传给大肠，以粪便的形式排出体外。

膀胱为"州都之官"，在古代，"州都之官"掌握着用人的权力，有向上推举贤才、向下传达命令的职责。与之相应，人体的膀胱负责对全身津液的管理，把对人体有用的津液蒸腾输送至全身，无用的津液向下排出体外，所以，膀胱有如"州都之官"。

三焦为"决渎之官"，三焦分为上焦、中焦、下焦。上焦包括心脏和肺，主要负责气血的运行，即呼吸系统和血液循环系统，气血在运行的过程中，将身体需要的津液、氧气和各种营养物质输送到身体的每个地方。中焦包括脾和胃，主要负责食物的运化和营养的吸收。人体需要的营养成分来源于各种食物，都要经过脾胃的消化、吸收，提炼出身体需要的营养物质。下焦包括肾脏、膀胱、大小肠，主要负责食物消化后剩余糟粕的清理。食物最后的残渣变成尿液和粪便，经过肾脏、膀胱和大小肠的再处理，最后被排出体外。三焦负责疏通水道，排除阻塞水道的垃圾，保证人体内物质运输通道畅通无阻，因此被称为"决渎之官"。

中医理论认为，脏腑之间相互协调、相互滋养，保持着动态的平衡，共同维持人体的稳定，这样人体就能很好地抵御外界的不良刺激，也能很好地修复内在的不足。

那么，五脏六腑怎样才能达到这种理想的境界呢？答案是气血旺盛。气血充足，脏腑就健康，人体的自愈力就强，很少生

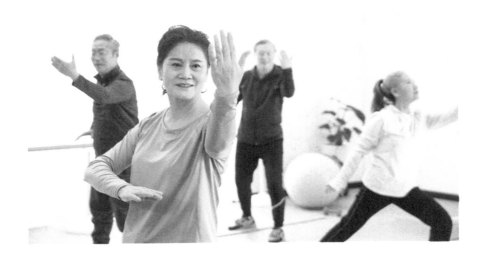

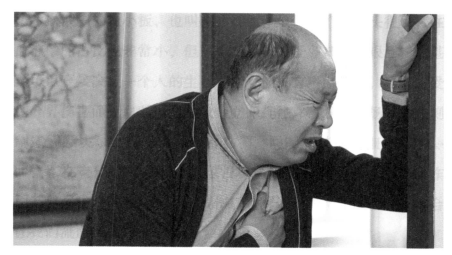

病。反之，如果气血不足，脏腑得不到濡养，无法正常履行职责，各种病邪就会乘虚而入。

比如，心脏气血不足，人就会气短、胸闷、心慌；肝脏气血不足，它的解毒功能就差，可能会形成脂肪肝。

如果肾气亏虚，一个人就会筋骨软弱，全身乏力，精神萎靡，而且体内的各种毒素无法及时排出体外，会因为尿酸、尿素过高而中毒。

所以，中医特别注重对五脏六腑进行气血调养。而调养气血，中医首推饮食调养。药王孙思邈曾在他的《千金要方·食治》中提到："夫为医者，当须先洞晓病源，知其所犯，以食治之。食疗不愈，然后命药。药性刚烈，犹若御兵。兵之猛暴，岂容妄发？"意思是，作为医生，要先了解病人生病的原因，明晓问题所在，然后先用食疗的方法来治病，食疗没有效果才用药。药性猛烈，用药如同用兵，所以医生不应该随便用药。

在食疗方面，中医特别强调"饮食有节""四季五补"理论。中医认为，五脏生理机制与外界季节变化有着同步的相应变化，五脏在不同季节分别主持人的整体功能，其功能活动在相应的季节较为强盛。具体来说就是，肝主春，心主夏，脾主长夏（夏秋之交）及四时，肺主秋，肾主冬。可以根据五脏的特点，将一年分五个进补时间段，来调养脏腑的气血。

春季补肝。春季气候温和，是草木生发的季节。中医理论中，肝对应五行中的木，所以，春天也是养肝的季节。养肝最要紧的是要防止肝气郁结，因此，春季适当喝玫瑰花、茉莉花等有疏肝理气作用的花茶，有助于保持肝气调达、气血调和。饮食上应适当吃猪肝、牛肉等甘平凉润的食物来护肝提神。

夏季补心。盛夏酷热，人容易烦躁不安，内生心火。所以夏季要注意养心。除了要保持情绪稳定，避免大悲大喜之外，适当吃些养心安神的食物，也有助于养心。养心的食物有小米、玉米、洋葱、土豆、豆类、鱼类、冬瓜、苦瓜、南瓜、芹菜、芦笋等；药食同源类

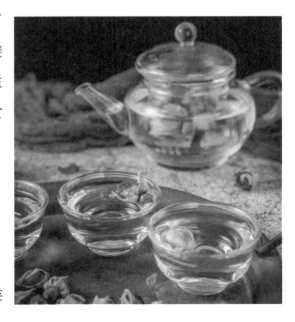

的食物有茯苓、麦冬、大枣、莲子、百合等；可以适当吃西瓜、香蕉、苹果、桃等水果。注意，夏天要少吃肥肉，少吃过咸的食物。

长夏补脾。长夏闷热潮湿，而湿邪容易损伤阳气，尤其是脾阳。脾阳受损会影响脾的运化，导致食欲不振、腹泻、水肿。所以，中医提倡，长夏宜清补脾。少吃鸡、鸭、鱼肉等温热的食物，宜选用清热祛湿类的食物，如小米、薏苡仁、绿豆、豆腐、萝卜、冬瓜、丝瓜、油菜、芹菜、苹果、梨、鸭蛋、猪皮、苦瓜、黄瓜、茭白、西瓜、莲藕、海带、紫菜等。

脾胃不好的人，可以自制药粥调养，粥里加入麦冬、荷叶、莲子、枸杞子、大枣、山楂、砂仁等，醒脾、益气、消食。

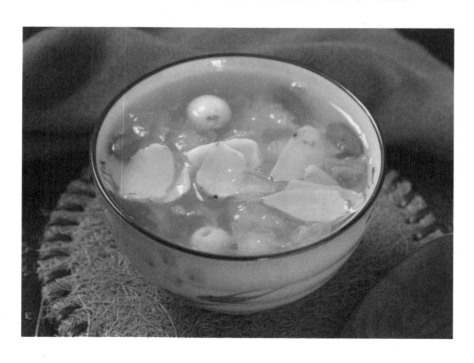

秋节补肺。秋天气候干燥，燥热容易伤肺。所以中医提倡秋天养肺，以防秋燥伤肺。秋季养肺可以选有平补作用的食物，如鱼肉、兔肉、豆腐、山药、百合等，同时也可以吃一些具有润肺功能的蜂蜜、梨、柿子等。

冬季补肾。冬天，气候寒冷，寒邪易伤肾阳，所以，中医提倡冬季养肾，宜食用羊肉、狗肉、鸭肉、鹅肉等。另外，芝麻、粟米、豇豆、牛骨髓、干贝、鲈鱼、猪腰等，也都有补肝肾、益精血的功效。

增强心脏、血管自愈力的食物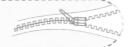

《黄帝内经》中说："心者，五脏六腑之大主也，精神之所舍也。""五脏六腑之大主"，意思是心为五脏六腑的主宰，也正是我们前面所说的心脏是"君主之官"。"精神之所舍"，即精神安住的地方。"精神"在中医当中分开来讲，"精"是指生命物质，包括气、血、精、津液；"神"是指人体生命活动的整体表现，涵盖意识、思维、精神、眼神、声息、形体、动态，以及舌象和脉象等。由此我们可以看出，心脏在人体当中的重要地位。

如果心脏出了问题，人体就会周身不适。比如有的人一到夏天，就会莫名其妙地感到头晕，脑子总是雾蒙蒙的，身上也没有力气，感觉很累，严重的还会心悸、气短、自汗、胸闷不适、神

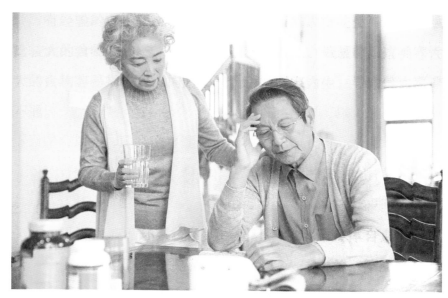

疲体倦、面色淡白,甚至有人稍微一动就喘,走几步都要停一停,这就是心脏出了问题——心气亏虚。

中医认为"心藏神",如果心气不足,就会影响一个人的神志,表现为惶恐不安、心神不宁、情绪低落。更严重的还在于,中医认为气血互生,如果心气不足,那么心血也会跟着亏虚,最终导致气血双亏。

而且,心气不足的人,往往还会有心阳虚的倾向,而心阳不足的人,最明显的特征是嘴唇暗紫、心悸、胸闷、怕冷、四肢冰冷。心阳不足的人一旦受寒,就会感觉胸口憋闷疼痛、气短、出冷汗,严重的甚至会休克。

有上述症状的人要及时就医,同时在日常的饮食中要多吃一些气血双补的食物,如芝麻、龙眼、糯米、豆类、大枣、荔枝等，这类食材既能补心血又能提振心气。心火比较旺，总是失眠的人可以在早餐时多吃莲子粥。这里的莲子一定要带心，莲子心比较苦，而有苦味的食物多半可以清心火、养心神，如苦瓜、荷叶等，夏天多吃这类食物可以养心安神。喜欢吃海鲜的不妨多吃一些生蚝，饱口福的同时，还能养血安神。另外，山楂、莲藕、沙棘、木耳、洋葱等食物可以通血脉，改善血液循环。中医讲五色养五脏，而红色对应心，我们可以适当吃樱桃、草莓、番茄、大枣、红豆等红色的食物。

下面，我们来详细介绍几种"养心"的食材。

一、莲子

中医认为，莲子入心经、脾经和肾经，可以养心安神，收敛心火，防止心阳上浮，有强心、镇静的作用。现代药理研究中发现，莲子中富含蛋白质、脂肪、碳水化合物、钙、磷、铁等多种营养素，特别是其中的荷叶碱、金丝草苷两种物质，可治疗神经衰弱、消化不良、高血压。

莲子作为药食同源的一种食材，一般人都可以食用，特别是体虚、失眠、食欲不振的病人，更适宜吃莲子。但莲子性涩，有收敛作用，多吃容易造成人体气机阻滞、病邪内敛，所以，腹胃胀满、便秘、风寒或风热感冒的人不要吃。

莲子肉中间的胚根叫莲子心。莲子心性寒味苦，有清心、祛热、止血、降压的作用，可以调理心火上亢造成的烦躁失眠。

盛夏养心，比较适合吃点莲子羹、莲心茶，可以祛火消燥、养心安神。

三元汤

三元汤包括莲子、大枣、桂圆。

带心的莲子20克，清水泡发后煮至软烂，取出备用。10克大枣去核，10克桂圆去核取肉，大枣、桂圆肉连同煮烂的莲子肉一起放入锅中隔水炖半小时，出锅前5分钟加入适量蜂蜜，临睡前一小时食用。三元汤中，大枣具有养血安神、补中益气的作

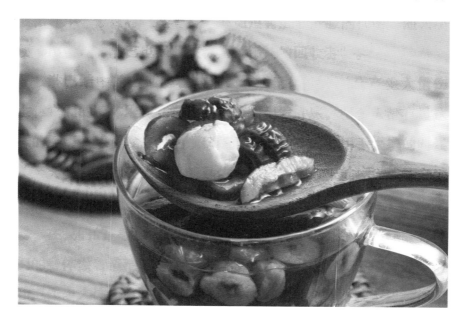

用，可调理脾虚导致的全身乏力、食欲不振、贫血；莲子补脾止泻、益肾涩精、养心安神，可调理脾虚导致的腹泻、食欲不振；桂圆可补血益气、养血安神，用于调理气血不足导致的心慌、失眠多梦、记忆力减退、全身乏力。三元汤可培补气血、健脾益肾、养心安神，适合调理气血不足。

莲心茶降血压

莲子心 2 克，沸水冲泡，早晚各一次代茶饮。

莲子心具有清热、降压的作用，可清热解暑、除烦去燥，能调理高血压引发的头昏、心悸。但是，莲子心性寒味苦，怕冷的人、体质弱的人最好不要喝莲心茶。

莲子银耳羹治抑郁

银耳 15 克泡发后撕成小朵，莲子 20 克，银耳和莲子放入锅中，加水煮至软烂，再加入蜂蜜服食。

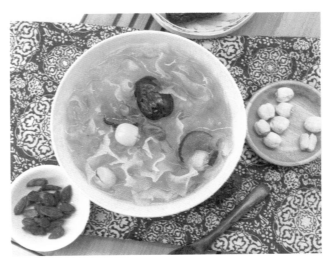

莲子清心火、除烦热，银耳滋阴补虚，莲子银耳羹对情绪低落和抑郁有一定的改善作用。

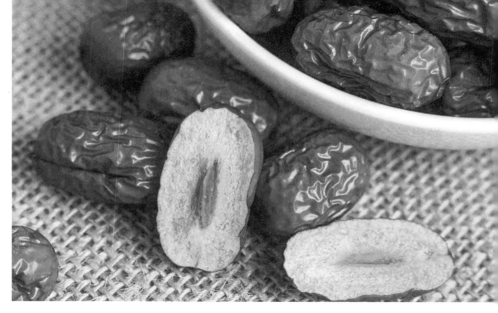

二、大枣

据《本草纲目》记载，大枣味甘、性温，归脾、胃二经，有补气益血之功效。中医常用大枣补养身体、培补气血，调理脾胃虚弱、气血不足、食少便溏、消化不良、劳伤咳嗽、贫血消瘦、血虚、失眠多梦等症状。

现代营养学研究也证实，大枣富含蛋白质、多种氨基酸、维生素和铁、钙、磷等矿物质，对肝脏、心血管系统、造血系统都很有益处。而且大枣具有降低胆固醇、提高白细胞活性等作用。

但大枣性偏湿热，多吃容易助湿生痰、加重水肿。另外，体质燥热、心火旺盛的朋友也不适宜服用大枣，吃了只会适得其反，加重症状。

大枣吃多了会伤害脾脏，导致胀气、腹泻，风热感冒、发热及腹胀气滞的情况都不能吃大枣。而且，大枣最好水煮后食用，这样既不会改变进补的药效，也能避免腹泻。

大枣富含糖分，不适合糖尿病患者进补。

大枣水

将 5 颗大枣洗净去核，将大枣肉切片，以助其中的营养成分充分溢出，加入适量的水煮 1 小时左右，代茶饮。

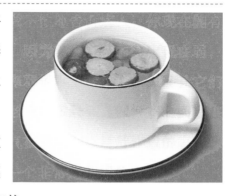

大枣水可以补元气，可改善因经血过多引发的贫血，还可改善面色苍白和手脚冰冷的症状。

生姜大枣茶

大枣 8 颗，生姜 3 片，蜂蜜适量。

大枣洗净切成碎粒，与生姜片一起放入锅中煮沸后，小火慢炖半小时，调入适量蜂蜜代茶饮。

生姜可祛寒，大枣补脾胃、生津液。生姜大枣茶特别适合冬天饮用，可暖胃散寒、养血补气，还能改善手脚冰凉的症状。

三、山楂

山楂富含三萜类和黄酮类物质，降血脂作用非常明显，山楂可以生吃，也可煮粥，炖肉时放几颗山楂，既增加营养又解油腻，还能促进消化。

桃仁山楂陈皮饮

桃仁 12 克，山楂 20 克，陈皮 6 克，将三味食材放入壶中煮沸，代茶饮。

桃仁山楂陈皮饮可以活血化瘀，促进血液循环，适用于冠心病、高脂血症患者平时调理身体。

山楂玫瑰饮

新鲜山楂 20 克，玫瑰花 10 克，嫩荷叶 10 克，蜂蜜适量。

先将山楂放入锅中煮至软烂，然后用勺子捣碎，再放入玫瑰花、嫩荷叶一同煮 5 分钟，调入蜂蜜，代茶饮。

山楂玫瑰饮具有活血化瘀、降血脂、促进血液循环的作用，可以调理气滞血瘀的症状。气滞血瘀主要表现为胸口憋闷或胸口刺痛、舌质暗紫或者有紫黑色瘀斑。

另外，现代药理研究表明，芹菜富含生物类黄酮，可增加血管弹性，降低血压，对稳定血压有重要作用；海带中富含多糖，可以降低血液黏稠度，防止血栓；而胡萝卜、番茄中含有的抗氧

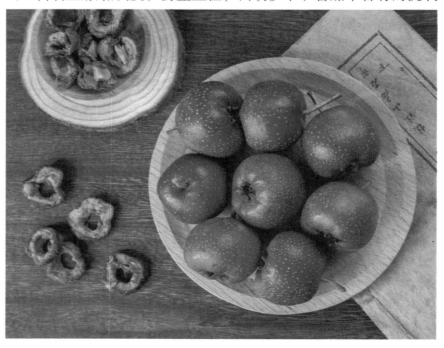

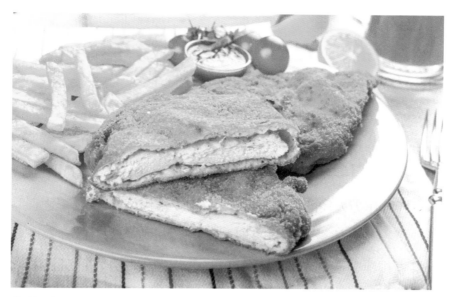

化物质——胡萝卜素和番茄红素可以保护血管壁，预防冠心病及动脉粥样硬化；荞麦中含大量的生物类黄酮，能保护微血管，还含有丰富的镁与钾，可强化心脏功能，抑制血管收缩，加速钠的代谢，以上食材也是养心、护心不可错过的明智之选。

养护心脏，少吃辛辣、刺激性食物，如辣椒、葱、蒜、芥末等，不宜饮酒，不宜喝浓茶、咖啡等有兴奋神经作用的饮品，否则会诱发心律失常、急性心梗，但可以喝少量黄酒、葡萄酒，来温通血管。

心脏病患者尤其要远离高糖、高盐、高脂肪类食物，比如汉堡、乳酪、炸薯条、炸鸡块、可乐之类的食物。营养学者研究发现，经常大量食用红肉、油炸食品以及咸味零食容易诱发心脏病，全球大约30%的心脏病例可能由这种饮食方式导致。

另外，饱和脂肪酸含量过多的食物，如猪油、黄油、肥羊、肥牛、肥鸭、肥鹅等，会促进胆固醇的吸收与合成，加速血液凝固，容易形成血栓，平时要尽量少吃这类食物。

保肝护肝的饮食

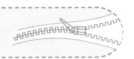

肝脏作为人体的重要器官，在五脏六腑中居于"将军之官"的地位，当人体被毒素侵害时，肝脏会一马当先，对毒素进行分解、排泄，起到解毒和防御屏障的作用。此外，肝脏还有以下重要功能：分泌胆汁、促进消化；合成多种人体必需的免疫蛋白、凝血因子；贮存大量血液，每分钟流经肝脏的血液在1000 ~ 1800毫升左右，每5分钟我们全身的血液就要流经肝脏一次，同时被肝脏过滤一次。如果肝脏出了问题，我们体内的血液就会被毒素污染，进而引发一系列问题。所以，中医有种说法

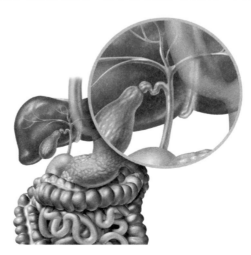

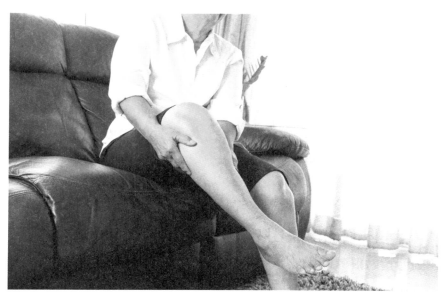

是"所见杂病中，肝病十居六七"。

在中医学中，"肝"不只是肝脏这一个器官，还包括肝脏在内的一个系统。这个系统不但负责消化、贮存血液、调节血量，还负责人体气血的运行，调节人的情志，濡养人体的筋骨。肝血不足，人就会有关节酸痛、容易抽筋、指甲容易断裂等表现。

肝脏出了问题，也会反映在我们的眼睛上，肝血亏虚，我们的眼睛就会干涩疼痛，视力模糊，迎风流泪；反过来，长时间盯着电脑、手机也会耗伤肝血，所以，中医有"久视伤肝"的说法。

现代人由于工作和生活压力大，容易产生焦虑、抑郁情绪，再加上吸烟、酗酒、不当用药等不良生活习惯，都对肝脏造成了不小的损害，导致罹患恶性疾病的人越来越多，所以养护肝

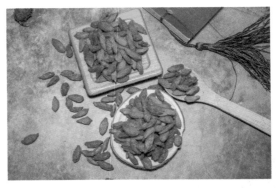

脏已经成为迫在眉睫的问题。

养护肝脏，激发肝脏的自愈力，**一方面要养成良好的生活习惯，不熬夜，不酗酒，不滥**用药物，平时多摄入胡萝卜、枸杞子、桑葚、菊花、动物肝脏，还要注意保持心情舒畅，以保证肝脏气机通畅，养足肝血，避免阴血亏虚、肝气郁结。

春天是养肝的重要时节。春季阳气升发，也是肝气升发比较旺盛的时候，但是，如果升发不畅就会产生肝气郁结，升发过度又会产生肝火，两者都会对肝造成损伤。此时，在饮食上要适当调节，如果感觉心情不爽、情绪低落，可以吃一些辛温升散的食品，如韭菜、葱、豆豉等，少吃生冷油腻的食物，这样有助于肝气升发；如果总是控制不住地发脾气，说明肝气升发得过快，就要少吃韭菜、大葱这类助升发的食物，改为清肝火、平肝阳的饮食，比如，饮桑叶菊花茶。

桑叶菊花茶

桑叶、菊花按 1:1 的比例，用 70 ~ 80℃ 的水温冲泡，代茶饮，也可以按个人喜好加上蜂蜜。

桑叶有疏风散热、清肝明目、清肺润燥的作用，菊花有清肝热、平肝阳的作用，但菊花的发散作用不是很强，可以调理肝阳

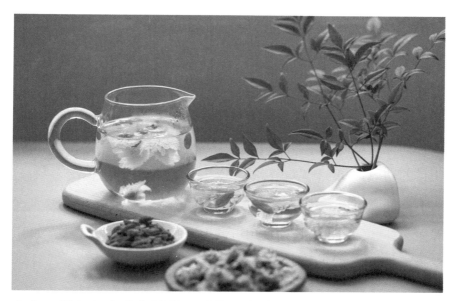

上亢、肝火上攻引发的眼目昏花、头昏头痛、眩晕、耳鸣如潮、面红目赤、口苦咽干、胁肋不舒或灼痛、烦躁易怒、不寐或多噩梦、便秘、尿黄赤、舌质红、苔黄燥等症状。

菊花性寒，但桑叶性温，二者中和，可防止菊花的寒性伤及脾胃。而且，春季多风，如果不小心被风邪侵入，出现肺热燥咳、风热感冒、头晕头痛、眼干目赤等症状时，也可以用桑叶菊花茶来调理。

胡萝卜猪肝粥

猪肝 50 克，胡萝卜 20 克，粳米 100 克，盐适量。

胡萝卜洗净、切小丁，猪肝洗净切小块，粳米洗净。将上述原料一同放入砂锅中，大火烧开后改小火慢熬，熬至食材熟烂后加点盐即可食用。

中医认为，胡萝卜性平，味甘、辛，归脾、肝、肺经，具有健脾和中、滋肝明目的功效。胡萝卜猪肝粥可以

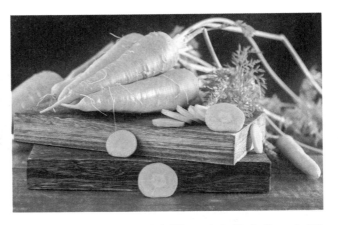

养血、补肝、明目，长期食用可调理肝脏阴血亏虚的症状，如肝区隐痛、眼睛干涩、视力模糊、指甲干枯开裂、夜寐多梦、月经量少、腰膝酸弱、耳鸣、五心烦热、心悸、乏力、头晕等。

酸枣仁粥

炒酸枣仁粉 60 克，桂圆肉 10 克，百合 30 克，粳米 100 克，蜂蜜适量。

炒酸枣仁粉大火煮开后转小火煎 30 分钟，过滤取汁，在过滤后的汁中加入百合、桂圆肉、粳米熬粥，吃之前加少量蜂蜜。

酸枣仁有养心补肝、宁心安神、敛汗生津的功效，桂圆肉可补益心脾、

养血安神，百合有养阴、清热的作用，此粥可养血补肝、养心安神，适用于心肝血虚、睡眠不安、多梦、心悸、月经量少等症。

白菊栀子茶

白菊花、栀子适量，用 70 ~ 80℃ 的水冲泡，代茶饮。

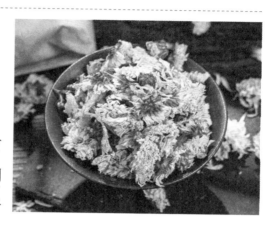

白菊花有保肝养肝、清热解毒的作用，栀子有泻火凉血、清肝利胆、利水消肿的功效。白菊栀子茶可以疏风清热、平肝息风、除烦降压。可调理肝阳上亢引发的高血压，可缓解性急易怒、失眠多梦、面目红赤、腰膝酸软等症。

荸荠牛肉

荸荠 100 克，牛肉 150 克，调味料根据个人喜好添加，但是注意少用料酒、葱、蒜、姜之类升发肝气的调料。

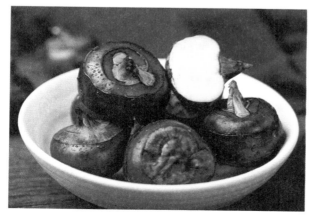

荸荠去皮，牛肉切片、用调料腌渍入味，锅内放油烧热，下入肉片用小火炒至变色后放荸荠片，翻炒。

中医认为，荸

莶归肝经，可降肝火，有清肝降压、明目的作用，可调理肝阳上亢型的高血压，适合有晕眩、视物模糊症状的患者食用。

茉莉玫瑰花茶

玫瑰花 5 朵，茉莉花 4 朵，柠檬 2 片，蜂蜜适量。玫瑰花、茉莉花、柠檬片以 80℃ 的水冲泡 3 ~ 5 分钟，之后放入适量蜂蜜，代茶饮。

《本草纲目·拾遗》中说茉莉花"其气上能透顶，下至小腹，解胸中一切陈腐之气"，茉莉花浓郁的香气能去陈腐之气，理气开郁，辟秽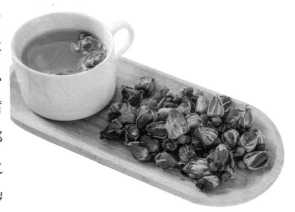和中，有助于疏肝理气、行气解郁。

另外，茉莉花还能清凉解毒、平肝止痛，而玫瑰花能补血、行气，和茉莉花强强联手，理气解郁，养血调肝，实在是调理肝气郁结的最佳搭档，可用来改善心情抑郁、胸闷、两胁及乳房胀痛、月经不调等症状。

玫瑰茯苓茶

茯苓 4 克，玫瑰花 6 朵，陈皮 3 克。

茯苓放入壶中，加适量清水慢煮半小时，之后放入陈皮和玫瑰花，冲泡 3 分钟即可。

茯苓健脾除湿，陈皮理气健脾、燥湿化痰，玫瑰花疏肝养血，玫瑰茯苓茶既可疏肝理气，也能除肝胆湿热，可以改善胁肋胀痛、恶心口苦、腹胀、无食欲、便秘、时冷时热等症状。

玉米薏苡仁粥

玉米 50 克，薏苡仁 20 克，粳米 50 克。

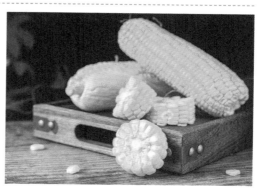

薏苡仁洗净，用清水泡一晚上之后同玉米、粳米一同煮开，再以小火慢熬，至食材软烂即可。

玉米健脾益胃，薏苡仁清热利湿，玉米薏苡仁粥可调理肝胆湿热的症状，但腹泻的人不宜食用。

总之，调肝养肝要根据不同情况对症调养。比如，要调养肝气，可以多吃荠菜、菠菜；要清肝火、去烦热，最好多吃芹菜、马齿苋、豌豆苗、茼蒿、绿豆、菊花；要疏肝理气，可以尝试选用薄荷、玫瑰花等食材；木瓜可以柔肝，乌梅、枸杞子、桑葚则能补肝益肾，养精血。

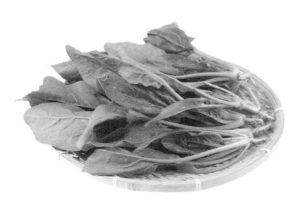

另外，洋葱、西蓝花富含丰富的胡萝

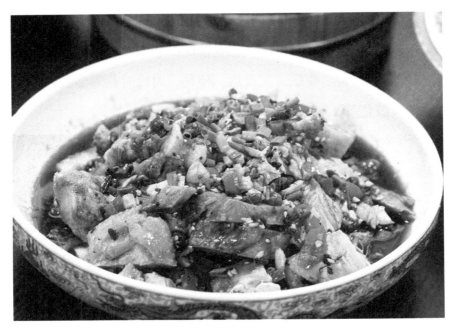

卜素、维生素 A，可以养肝抗癌。特别是西蓝花中的黄酮类物质，有解毒抗癌的功效，可减轻肝脏的解毒负担；而玉米、燕麦、花生含有丰富的亚油酸、不饱和脂肪酸、氨基酸，可降血脂、养护肝脏；樱桃、金橘富含胡萝卜素和维生素 C，可以促进肝细胞的修复。

养护肝脏，还要注意不要过度食用辛辣食物，如辣椒、胡椒、葱、姜、蒜等；高糖、高脂类食物会加重肝脏的负荷，酒精会增加肝脏代谢的负担，损伤肝细胞，严重者会引发酒精性肝损伤。

护肾养肾的食物

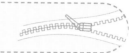

中医学中所说的肾是指包括肾脏在内的一个系统，包括膀胱、骨髓、脑、发、耳。中医理论中，肾主藏精，主纳气，主水液，被称为"先天之本"。

《诸病源候论》记载："肾藏精，精者，血之所成也。"肾贮藏人体的精气，精能生髓，而现代医学研究认为，骨髓是人体最重要的造血器官，所以，肾精是化生血液的重要物质。肾精充足，人体的血液就充足，人体的脏腑器官就能得到血液的营养和滋润，人就会耳聪目明，精力充沛，筋骨强健，神思敏捷。如果肾精不足，人就会表现出头发稀疏、黑眼圈、耳鸣耳聋、眼花、腰膝酸软、记忆衰退等症状。

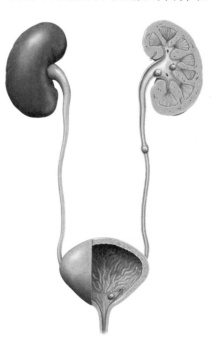

肾主纳气。我们的呼吸不全是肺单独完成的，而是肺主呼，肾主纳，肺和肾一呼一纳来完成整个呼吸运动。在这个过程中，肺吸入的清气一定要被吸纳到肾脏，如果肾的纳气功能失调，就会出现气喘的现象，影响正常的呼吸。

肾主水液，肾中精气的气化功能可以调节人体内的水液代谢。肾的功能失调，就会引起水液代谢障碍，如尿少、水肿或尿多、尿频。

肾中有肾阴和肾阳，二者相互制约、相互依存，维持人体的动态平衡。如肾阴不足，人就会头晕头痛、耳鸣耳聋。肾阳不足会影响生殖系统的功能，如男子早泄、阳痿、遗精、不育，女性不孕、月经不调等。

养护肾脏就要避免肾的精气过度消耗，在饮食上多选择固肾精的食材。如肾阴虚，应多吃补肾益精的食物，如莲子、枸杞子、西洋参等；肾阳虚，应多吃韭菜、羊肉等温中升阳的食物；脾肾兼虚的，应吃健脾祛湿的食物，如芡实、冬瓜等；肾阴和肾气双亏时会导致瘀血内阻，这个时候不但要补肾，还要吃活血、

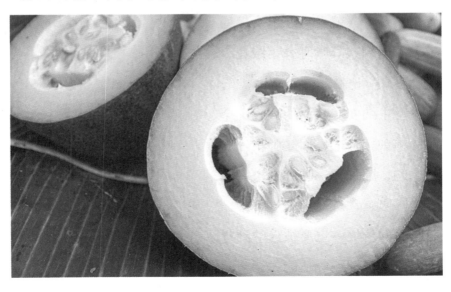

养血的食物，如山楂、红糖、大枣等。

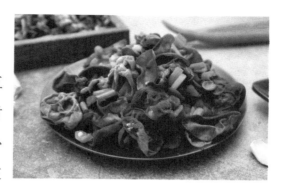

中医"五色补五脏"理论认为，肾对应黑色，有"逢黑必补肾"的说法，如黑芝麻、黑枣、桑葚、黑米、黑豆、黑木耳等，都有补肾的作用。

其中，黑米富含蛋白质、氨基酸，以及铁等微量元素，有滑涩补精、健脾暖肝、舒筋活血的功效，黑米的维生素 B_1 和铁含量是普通大米的7倍。黑枣富含蛋白质、有机酸、维生素、磷、钙、铁等营养成分，有"营养仓库"的美称，可补肾、养胃、补血、补中益气。黑豆，被古人誉为"肾之谷"，黑豆不仅外形像肾，而且其中富含的核黄素、黑色素可抗衰老、增活力，更有补肾强身、活血利水、解毒的功效。黑芝麻，可补肝肾、润五脏，长期食用可以调理因肝肾精血不足而导致的眩晕、脱发、腰膝酸软、便秘等症状。黑芝麻富含对人体有益的不饱和脂肪酸及维生素E，可清除人体内的自由基，对延缓衰老有明显效果。

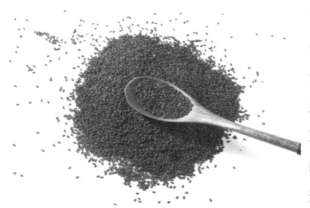

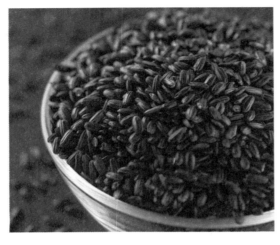

由黑米、黑荞麦、黑枣、黑豆、黑芝麻熬成的粥被称为"五黑粥"，是非常好的养肾佳品。

另外，海苔、紫菜、海带、海藻、海蜇、墨鱼、鲍鱼、虾等海产品也能补肾。

坚果当中的核桃、板栗更是补肾固精的高手。核桃性温味甘，每天吃4颗核桃，不但能补肾健脑、固齿乌发，还能平喘、润肠通便。板栗则有补肾强筋、养胃健脾的功效，滋补作用可与人参、黄芪、当归媲美，是非常安全的食材。

日常饮食中要养成适当饮水的习惯，饮水过少，易形成肾结石，但也不可饮水过度，给肾脏造成负担；每天摄盐量不宜超过6克，高盐容易引发动脉硬化，加重肾脏疾病；最重要的是，不要滥用药物，以免增加肾脏负担。

玫瑰山药粥

适量薏苡仁、山药、玫瑰花、大枣、蜂蜜。

山药洗净去皮，切成小块，薏苡仁淘洗干净放入锅中，大火烧开后转小火慢熬，熬至薏苡仁软烂之后放入山药、大枣继续熬，待山药、大枣煮软后再放入玫瑰花，调入适量蜂蜜即可。

玫瑰山药粥中薏苡仁可以健脾祛湿，山药可补肾益精，玫瑰花可补血、活血，大枣可补血，每天吃上一小碗，不但滋补肾精，还能美白容颜，改善面部暗沉。

板栗烧鸭

鸭肉洗净斩块、板栗剥壳备用，生抽、盐适量。

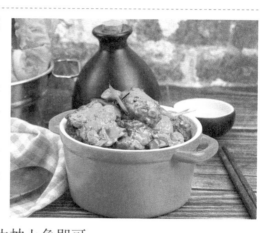

油锅烧热，倒入鸭块翻炒至表面略焦；锅中加入清水，浸过鸭块，大火烧开后改小火焖煮约40分钟；加入板栗、盐，继续中火焖煮收汁，加适量生抽上色即可。

板栗可补肾强筋，被唐代医圣孙思邈誉为"肾之果"；鸭肉有"滋五脏之阴"的功效，可调理低热、食少、大便干燥的症状。板栗烧鸭可以滋阴养血，补而不腻，日常食用可以改善肾阴虚症状，如耳鸣目眩、视力减退、腰膝酸软、咽干、五心烦热、午后潮热、盗汗、遗精等。

萸肉粳米粥

山茱萸肉20克，粳米100克，蜂蜜适量。

山茱萸肉浸泡半小时，洗净去核；粳米淘洗干净，将山茱萸肉和粳米一同放入锅中，先大火煮沸后改小火慢熬至软烂，加入蜂蜜即可食用。萸肉粳米粥可调理肾阳不足引起的遗精。

山茱萸无毒，入肝、肾二经，曾载于《神农本草经》，具有补益肝肾、涩精固脱的功效，最难得的是，它壮阳但不助火，收敛但不留邪，补力平和。张仲景曾以山茱萸为君药创制金匮肾气丸，用来温补肾阳，调理腰膝酸软、怕冷、手脚冰凉、精神不振、阳痿、妇女宫冷不孕等症状，可见山茱萸补肾的功效。

核桃枸杞子羊髓汤

羊脊髓 500 克，核桃仁 60 克，枸杞子 15 克，大枣 5 颗，盐适量，其他调料根据个人喜好适量加入。

羊脊髓洗净切块，焯去血水，将所有食材放入炖盅中，用盖子封住，隔水炖 3 小时，出锅前 10 分钟加盐即可。

羊脊髓有补肾益精、强筋健骨、养血滋阴的功效，核桃仁可温补肺肾、固精强腰，枸杞子可补肾填精、益精明目，大枣可补中益气、养血安神。核桃枸杞子羊髓汤可调理肾精不足的症状，如男子精少不育，女子经闭不孕，孩童发育迟缓、骨骼痿弱，成人早衰、脱发、健忘恍惚、脚软无力等。

芡实糯米粥

芡实 50 克，糯米 100 克，一同放入锅中，大火烧开后小火慢熬至食材软烂即可。

芡实入脾经、肾经和胃经，可补中益气、固肾涩精、补脾止泻、培补元气；糯米入肺经和胃经，可补虚、补血、暖胃健脾、止汗。

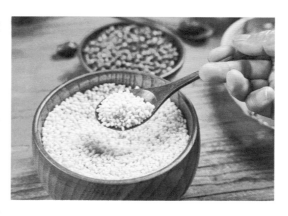

芡实糯米粥可调理脾肾虚弱的症状，如腰酸背痛、食欲下降、身体消瘦、精神萎靡、浑身乏力等。

这样吃，养出健康脾胃

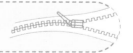

脾胃在五脏六腑中处于"仓廪之官"的地位，就像人体的粮仓一样，胃负责收纳、消化吃进来的食物，把食物转化成人体能够吸收的营养物质，再经过脾的运化，将这些营养物质输送到全身，为人体提供能量，脾也因此成为气血生化的源泉。

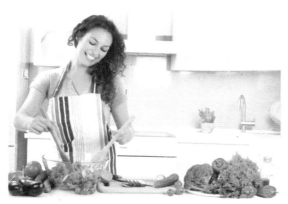

此外，脾还有统血的作用，脾控制血液在血管中正常运转。如果脾的统摄功

能失调，固摄功能变弱，人就会尿血、便血、皮下出血、女性非周期性的子宫出血。

脾还主理人体的肌肉和四肢。脾脏功能良好，气血运化得好，就能很好地营养四肢和肌肉，人的肌肉就结实、四肢就灵活。

脾与胃处于人体的中焦，是气机升降的枢纽，食物转化的营养通过脾的运化上行输送给肺，这就是脾的升清作用，食物转化成的糟粕通过胃输送给肠，最终由肠排出体外，这就是胃的降浊作用。脾与胃互相依存、相辅相成，共同调节人体气机的升降出入。如果脾胃的气机失调，出现气结、气滞，人就会不思饮食，头晕目眩，脘腹胀满，失眠。

脾胃生化食物的营养，是人体正气的来源，脾胃足，正气才足，正气充足，身体的自愈力就强，病邪就无法侵害我们。

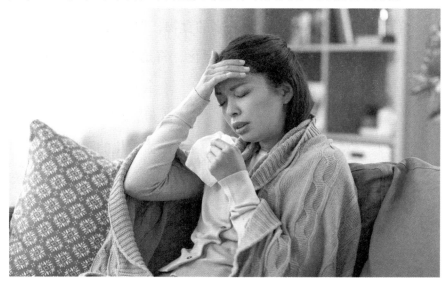

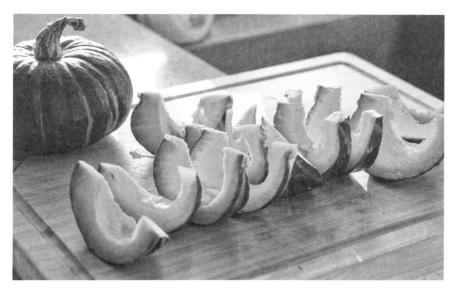

平时脾胃比较健康的人，可以适当吃一些健脾和胃的小米、花生，进一步提升脾胃的功能。此外，山药可以养胃生津，同时滋补肺、脾、肾三脏；南瓜、糯米能益气健脾；猪肚可补虚损、健脾胃；大枣可健脾养血；陈皮可健胃消食。

而平时脾胃不是很好的人，一定要注意先调整自己的生活方式，比如吃饭的时候要细嚼慢咽，不要暴饮暴食，尤其不能贪食生冷的食物，脾胃最忌生冷，辛辣油腻的东西也会损伤脾胃。

如果脾胃已然处于疾病状态，除了要按医嘱用药外，还可以在日常饮食中对症调养。

大枣山药小米粥

山药 50 克，干大枣 5 颗，小米 50 克，红糖适量。

山药洗净、去皮、切碎；干大枣用剪刀剪开去核；小米淘洗干净。将山药、小米、大枣放入锅中大火烧开后转小火慢熬，熬至食材软烂后加入适量红糖，慢慢搅拌至红糖完全化开后即可出锅。

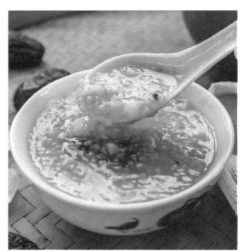

小米、山药、大枣都有补益脾胃的作用，红糖可调理脾胃虚寒的症状，这个粥温胃、益气、健脾，对脾胃功能弱、脾气虚的人十分合适，可以改善饭量小、食欲不振、饭后腹胀、四肢懒动、便溏的症状，以及脾不统血、急慢性出血，如便血、皮下紫癜、女性月经过多等问题。

陈皮茯苓糕

面粉 200 克，茯苓粉 20 克，陈皮粉 2 克，糖 15 克，发酵粉 1 克。

茯苓粉、陈皮粉、面粉、糖混合，发酵粉倒入清水静置 10 分钟后加入混合粉中，搅成面糊，发酵至两倍大后上锅蒸。

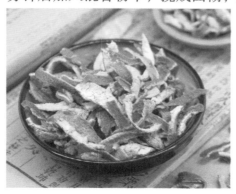

陈皮有理气健脾、燥湿化痰的作用，茯苓有祛湿健脾、宁心安神的作用，陈皮茯苓糕可健脾益气、消食化痰、疏肝理气，用来调理食欲不振、消化不良、咳嗽多

痰等症。

陈皮茯苓糕、大枣山药小米粥都有调理脾气虚的功能，长期食用，可增补气血，强健肌肉，使人神清气爽。

下面，再来介绍几种调理脾胃湿热症状的食疗小方。

脾胃湿热，主要症状为腹胃闷满、恶心、呕吐、厌食、肢体困重、便稀，多表现为急性胃肠炎或慢性肠炎急性发作。

薏苡仁赤豆麦片羹

薏苡仁 25 克，赤小豆 25 克，燕麦片 50 克，蜂蜜适量。

薏苡仁、赤小豆提前浸泡 1 夜，下锅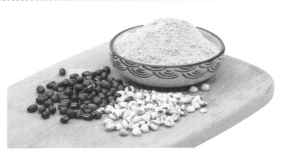以小火熬至软烂，再放入燕麦片并持续搅拌，出锅前加少许蜂蜜即可。

薏苡仁可祛湿利水、健脾止泻、清热解毒，赤小豆可健脾去湿、解毒、利水消肿，长期食用薏苡仁赤豆麦片羹，可以改善脾胃湿热的症状，如双目赤痛、口干、口苦、口臭、排便黏腻不爽等。

焦三仙饮

焦山楂、焦麦芽、焦神曲各 10 克，加适量水熬 15 分钟后加入蜂蜜，代茶饮。

焦山楂归脾经、胃经，可强健脾胃、行气、散瘀、消食，对

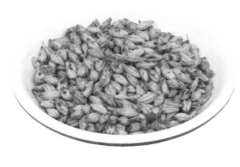

积滞造成的腹胃胀满等有一定的调理作用，还能改善血液瘀阻、疝气；焦麦芽归肝经、胃经，可强健脾胃、疏理肝气、消食导滞，改善脾胃虚弱造成的腹痛、腹胀；焦神曲，归脾经、胃经，可健脾消食、改善积滞、强健脾胃，减轻腹部胀痛、恶心、呕吐等症状。

焦三仙饮可以消食导滞、健运脾胃，调理食滞胃脘的症状，如脾胃虚弱、腹胃胀痛、厌食呃逆、呕吐、酸腐食臭、大便不爽等。

补脾饮

怀山药 6 克，莲子肉 6 克，炒薏苡仁 9 克，芡实 3 克。

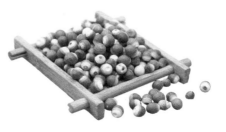

所有食材洗净，先将炒薏苡仁和芡实放入锅中，大火煮开后转小火慢煮 30 分钟，再放入怀山药和莲子肉，继续小火熬 20 分钟。滤汁每天早晚饭后饮用，煮后的食材也可以当成粥吃，不要浪费。

补脾饮可以补脾健胃，消除积食，适合脾阳不足的人饮用。脾阳不足主要表现为慢性胃炎、溃疡，这类病人常常饭量很少，腹部胀痛，喝热水、按着腹部就感到舒服，四肢冰凉，便溏、腹泻，严重的会出现肢体水肿。而且，脾阳虚往往也会伴随着胃阳虚，表现为上腹部冷痛，遇冷症状会加重，在温暖的条件下会减轻症状。

砂仁茯苓粥

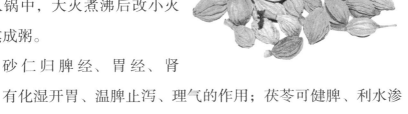

砂仁、茯苓各3克，粳米100克。将砂仁和茯苓研成粉末，粳米洗净，三种食材一同放入锅中，大火煮沸后改小火慢熬成粥。

砂仁归脾经、胃经、肾经，有化湿开胃、温脾止泻、理气的作用；茯苓可健脾、利水渗湿；粳米可助消化。

砂仁茯苓粥可以调理脾胃湿浊、虚寒、呕吐、泄泻，具有温中和胃、健脾安神的功效，适用于水湿困脾的症状，如腹胀、无食欲、恶心、呕吐、四肢困重、精神倦怠、便溏、腹泻等。

黄芪大枣茶

黄芪4片，大枣4颗。大枣洗净去核，和黄芪一起放入壶中，煮沸5分钟后关火加盖闷泡10分钟，可根据个人喜好加蜂蜜或红糖，代茶饮。

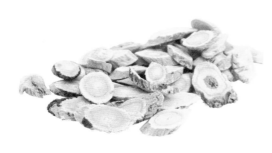

黄芪有益气、升

阳、举陷的功效，可有效防止脾气虚、中气下陷，黄芪大枣茶还有美容作用，常喝此茶可使面色红润。

中气下陷主要包括脾气虚和脾气下陷。多见于慢性疾病，比如胃下垂、脱肛、子宫脱垂等，表现为头昏目眩、气短乏力、语声低微、懒言少语、腹胃坠胀。这类人平时可多吃小米、南瓜、山药、牛肉、大枣、栗子、粳米、糯米、香菇、红糖、鸡肉、猪肚，这些食物都有益气升阳的作用。另外，苦瓜、茄子、空心菜、芹菜、黄瓜、茭白等食材，性质寒凉，容易耗损脾气，会加重中气不足的症状，脾气虚的人要少吃或最好不吃。

柚子百合茶

柚子去肉留皮，百合 20 克，蜂蜜适量。

将柚子皮、百合洗净放入锅中，加水适量，用小火煮半小时

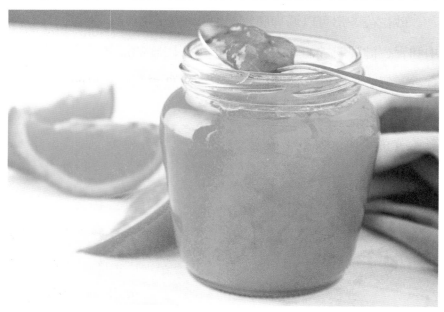

后取汁，加入适量蜂蜜，代茶饮。

此茶有滋养肺胃、养阴平喘的功效，可以调理脾胃阴虚并伴有干咳、胸闷、心烦失眠的症状。脾胃阴虚主要表现为口干舌燥，有饥饿感，却吃不进东西，伴有干呕、呃逆，腹胃胀满，大便干结。

这样做，养出干净的肺

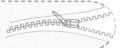

在前面的内容中，我们提到过，肺在五脏六腑中处于"相傅之官"的地位，肺如同宰相一样，辅佐心脏调节人体的气血运行、水液代谢，以及皮肤的防御功能，最重要的是，肺还主理呼吸功能。肺与人体健康紧密相关。

《黄帝内经》在形容肺对人体的重要作用时，曾有"邪之所凑，其气必虚"的说法。意思是，病邪之所以能够侵袭人体，一定是肺气亏虚导致的。而现代医学观察发现，肺活量的大小直接关系着人的寿命长短，肺活量也成为衡量人体健康的标志之一。

肺活量不足，人的呼吸功能会变差，就会使机体获氧量不足，难以满足身体器官的需求。尤其是大脑，它的耗氧量占全身总耗氧量的1/4，如果大脑供氧不足，就会加速大脑衰老，缩短人的寿命。

而且，肺功能不足，人就容易患感冒、肺炎、肺气肿、肺心病等疾病。

肺的健康对我们如此重要，那么，怎样才能养出健康、有活力的肺呢？最安全的方法就是"食养"。

　　不过，虽然食养比药疗更安全，但在食养之前，我们也要先了解一下自身的体质，不同体质的人，应选择不同的食养方式。比如，白萝卜润肺，可以调理痰多、咳嗽的症状，但是，脾胃虚寒、腹胀的人不适合吃白萝卜，而且，白萝卜也不能和人参一同食用，因为人参有补气的功效，而白萝卜有下气的作用，二者同食会影响各自的效果。

　　还有，百合补肺阴、清肺热、止咳祛痰，用它来熬粥、煮水喝可以调理哮喘、肺燥的症状，但是风寒咳嗽、脾胃虚寒、便溏的人不适宜吃百合。所以，食疗养肺，要根据自己的体质对症取方。

　　中医认为肺是人体当中一个比较"娇气"的脏器，它不但怕寒、怕热，还特别怕燥，特别喜欢湿润清新的环境。

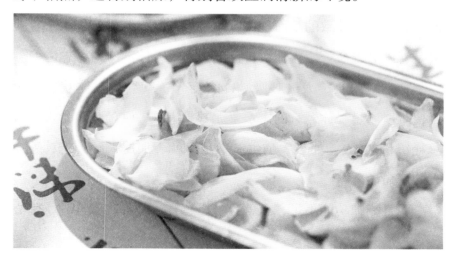

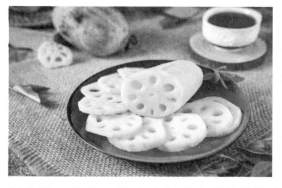

秋季尤其要注意养肺，因为秋天气候干燥，秋燥最易伤肺。北方的冬天，特别是室内有暖气、长时间开空调的地方，一定要注意燥气伤肺。所以，秋季饮食要注意以养阴防燥、滋阴润肺为主。据《本草纲目》记载，核桃、糯米、芝麻、蜂蜜、秋梨、百合、白萝卜、黑芝麻、豆浆、豆腐、莲藕、荸荠等都有润肺生津、养阴清燥的功效，秋季可以多吃上述食物，要少吃葱、姜、蒜、韭菜等辛味之品。同时，要注意补充水分，但注意不要喝冷饮，而以温水、热水为宜。

我们明显感到皮肤和口鼻干燥、咽干喉痛、干咳少痰、声音嘶哑、便秘、小便少时，可能就是身体在提醒我们：有燥气在消耗我们体内的津液，损伤我们的肺。此时可以尝试用银耳、秋梨、百合、枇杷、杏仁、莲子、蜂蜜、粳米、糯米等食材做成养肺粥来养护我们的肺脏。

中医认为，银耳有润肺、滋肾阴、降火的功效，特别适合阴虚火旺的人，对肺结核、咳嗽等病症也有很好的调理效果。在秋风送爽的午后，喝一口暖融融的银耳粥或是银耳甜品，既是一种享受，又是一种非常好的养肺之法。只不过，银耳有微寒，外感风寒的人不宜食用。

银耳粥

将30克银耳用温水泡发，去掉淡黄色的根部，再切成银耳碎备用。取200克粳米洗净，再放入银耳碎，大火烧开后，小火慢煮，煮到米与银耳黏稠、软烂后就可以食用了。

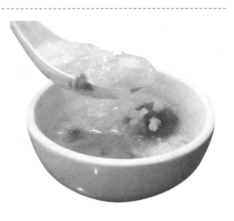

粳米有润燥、益气、养阴、促消化的功效，和银耳一起煮粥，可以滋阴润肺、养胃强身。

银耳雪梨粥

有内热的人，还可以熬银耳雪梨粥来吃，就是在上述银耳粥的食材中加入20克切成小块的雪梨，先煮银耳、粳米，待银耳、粳米微微软烂后下入雪梨，再小火熬15分钟。

银耳雪梨粥能清燥润肺，可以调理肺阴不足引发的干咳、少痰、胸闷等症状。

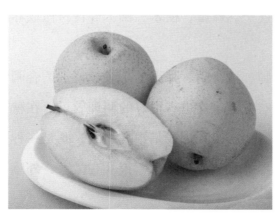

雪梨有清热、生津、消痰的功效，《本草纲目》中有雪梨"润肺凉心，消痰降火，解疮毒酒毒"的记载，可以调理热咳、燥咳、咽

喉干痒、疼痛、声音嘶哑等症状。但雪梨性寒，对阳气亏虚、外感风寒、胃寒、腹泻的人来说不适合，女性产后、小孩出痘期间、腹部冷痛和血虚的人都不能过多地吃雪梨，尤其不能生吃雪梨。

百合小米粥

30克鲜百合掰开洗净，在沸水中焯3分钟后捞出放入凉水中泡半小时。200克小米洗净，泡半小时。将小米、百合放入锅中，大火烧开后再小火慢熬，熬至小米和百合彻底软烂后关火，加入蜂蜜或冰糖就可以食用了。

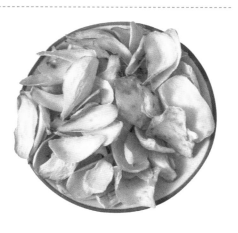

百合有养阴润肺、补虚清热的功效，对于燥邪伤肺引起的肺虚干咳、痰中带血、虚烦失眠比较适合。而且，现代医学研究发现，百合还有提高人体免疫力、镇咳平喘的作用。所以，无论是中医还是西医，都有"久咳不愈找百合"的说法。要注意的是，百合性微寒，对于风寒感冒咳嗽、痰稀白多泡沫的症状，不宜用百合。而脾胃虚寒、腹泻便溏的人也不要用百合。

百合蜂蜜汤

《本草纲目》中有："烦闷咳嗽，用新百合四两，加蜜蒸软，时时含一片吞津。"此方名叫百合蜂蜜汤，有润肺止咳、润肠通便的功效。

　　50 克新鲜百合掰开洗净，蜂蜜 20 克。百合与蜂蜜放入盅中隔水炖至百合软烂，当甜品或零食吃。

白萝卜饴

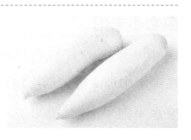

　　白萝卜 50 克切成小丁，放入干燥、无水、无油的容器中，倒入适量蜂蜜密封放入冰箱。四天后，取适量白萝卜蜂蜜汁，用温水冲饮，止咳效果非常好。

山药排骨汤

　　山药、排骨、盐适量。山药去皮切成块，排骨焯水后洗净。将山药、排骨放入锅中，先大火烧开，然后转成小火煨 1 ~ 2 小时，出锅前半小时加入适量盐。

　　《本草纲目》中记载，山药入脾、肺、肾三经，尤其能补肺虚。同时，山药还有阴阳双补的功效，既能滋阴，又能补气，而且补气滋阴都不助火。

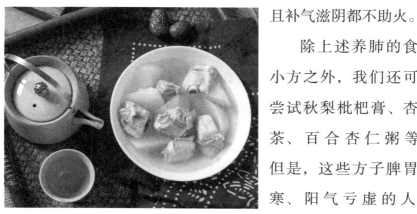

　　除上述养肺的食疗小方之外，我们还可以尝试秋梨枇杷膏、杏仁茶、百合杏仁粥等，但是，这些方子脾胃虚寒、阳气亏虚的人要

慎用。

此外，如果我们不小心被凉燥侵袭的话，可以尝试苏叶陈皮茶。因为受寒导致的肺部受损，最好还是先让身体暖和起来，让阳气升起来，这样，全身的津液才能得到疏布，人体才能恢复正常。

苏叶陈皮茶

紫苏叶、陈皮按 1 ：2 的比例，先泡半小时，然后凉水下锅，水开后 5 分钟即可盛出饮用。苏叶陈皮茶可以起到散寒、宣肺的作用。

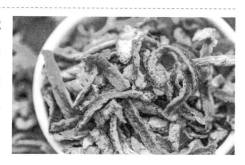

另外，因风寒犯肺引发感冒，伴有鼻塞、鼻炎、头痛、头晕、流鼻涕、打喷嚏、失眠等症状，特别是感冒诱发鼻炎，会让人整日精神萎靡、头脑昏沉、记忆力下降，甚至会诱发脑梗、高血压、心脏病、夜间猝死。严重的鼻炎要及时就医，同时也可以喝辛夷花粥来配合治疗，自我调理。

辛夷花粥

辛夷花 5 克，大米 150 克，熬粥喝。严重的鼻炎患者可以连续喝几天，症状不是很严重的，可以一周喝两次。

中医认为，辛夷花入肺经和胃经，有散风寒、通鼻窍、消炎的功效，是中医治鼻炎的专用药，另外，辛夷花有降血压及收缩子宫的作用，所以血压低的人和孕妇不宜服用辛夷花粥。

第三章 "吃"出来的疾病

暴饮暴食，自愈力杀手

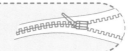

　　暴饮暴食似乎是现代人的通病，有的人因为工作节奏快，一日三餐无法按时吃，饥一顿饱一顿，好不容易有时间吃饭了，就想着要大吃一顿来犒劳自己，结果短短一顿饭的工夫，大鱼大肉、酒水饮料，全都招呼进胃里；还有的人因为工作应酬多，每天都流连在酒局上，或者逢年过节、周末朋友聚会时，面对一桌又一桌的美味珍馐，不知不觉中就吃多了……最糟糕的是，还有一群人会通过暴饮暴食来缓解工作或生活上的压力，每逢心情不好就大吃一顿，甚至把这种方式当成了舒缓压力的有效手段，形成了不良的饮食习惯……要提醒大家的是，暴饮暴食对身体的伤害非常大，有的甚至会危及生命，我们一定要避免暴饮暴食。

　　首先，饥一顿饱一顿形成的暴饮暴食，会严重打乱胃肠道消化吸收食物的正常节律，损伤脾胃功能。短时间吃进太多东西会给脾胃造成巨大负担。脾是最怕饱胀的，饱胀易导致脾胃虚弱，脾胃虚弱会造成体内气机阻滞，脾的运化功能失调会助湿生痰，进而诱发许多疾病。比如，不少人在大快朵颐之后，经常会感到肠胃不适、胸闷、腹泻、消化不良、食欲不佳、腹胀不舒，严重时，有的人甚至会患上急性胃肠炎、胃出血。

而且，短时间内大量进食，或吃进高糖、高脂肪的食物，会使肝胆在骤然之间超负荷运转，肝的代谢压力加大，胆汁分泌瞬间增加，会造成肝功能损害，诱发胆囊炎。

暴饮暴食还会引起血糖急剧升高，影响大脑功能，现代医学也证实，进食过饱易引起大脑早衰。

暴饮暴食还会刺激人体大量分泌胰液，引起胰管内压增高，导致急性胰腺炎发作。急性胰腺炎是一种非常凶险的疾病，在十

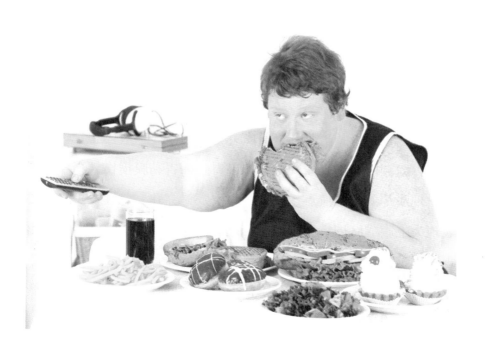

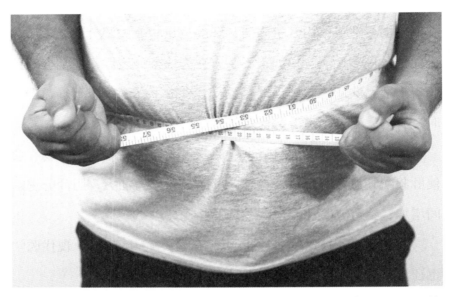

几年前，急性胰腺炎的致死率超过 40%，甚至达到 50%！虽然现在致死率有所降低，但我们还是要警惕由暴饮暴食诱发的急性胰腺炎。

暴饮暴食还会导致胃肠负担加重，胃黏膜遭到破坏，容易出现慢性胃炎、胃食管反流，引起腹胀、恶心、呕吐等症状，还可能发生胃糜烂、胃溃疡、急性胃扩张等疾病。所谓急性胃扩张，是指胃和十二指肠扩张。当胃内有大量的气体、液体和食物潴留时，胃壁会因为扩张而变薄，如果再叠加胃黏膜损伤，会导致胃壁出现溃疡或是出血点，严重者会引发胃穿孔。急性胃扩张主要表现为上腹或脐周持续胀痛，可能还会伴有恶心、呕吐。一旦出现这种情况，应及时就医，避免产生严重并发症。

研究还发现，暴饮暴食不但会引发肥胖症，还是诱发心血管疾病、高血压、糖尿病、脂肪肝、动脉硬化等病症的罪魁祸首。

有医学观察表明，暴饮暴食后两小时发生心脏病的概率会增加 4 倍。因暴饮暴食引发的腹泻，会使老年人大量丢失体液甚至脱水，造成血液黏稠，引发脑梗。

对于因为工作和生活不规律引发的暴饮暴食，一方面，我们要尽量安排好工作时间，争取按时进餐；另一方面，如果实在无法按时吃饭，可以随身带一点有饱腹感并且吃起来方便的零食，用手机闹钟给自己定下三餐的时间，闹钟响起，就抓紧时间吃点有饱腹感的零食。有饱腹感的零食，首先推荐核桃仁、麦片。

一、核桃仁

核桃仁可以温补肾气、滋阴润燥、强肾养血，中医实践发现，久食核桃仁能够轻身益气、乌发养颜，防止白发、发枯。尤其是空腹吃核桃仁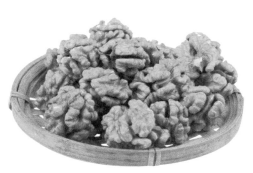能固精，改善心脏功能。吃核桃仁的时候要细嚼慢咽，吃上两个月左右就能有意想不到的收获。而现代药理学研究也发现，核桃仁富含脂肪、蛋白质、微量元素，可补肾益气、健脑益智、通肠润便、提高免疫力，缓解肾虚、尿频尿急、头晕耳鸣等症状。

如果工作实在太忙，挤不出时间吃饭，可以为自己准备一个零食盒子，吃饭的闹钟响起时，顺手从零食盒里拿两颗核桃仁放嘴里，一边慢慢嚼，一边接着敲键盘、盯电脑，吃饭、工作两不耽误。而且，核桃仁很有饱腹感，一般吃上四五个就觉得饱了。

二、麦片

即便工作再忙，也能挤出时间来喝水，在喝水前我们可以先在杯子里放一袋麦片，用温水冲泡一下，不要用过热的水，否则会破坏麦片中的营养成分。就这样，一份简单又有营养的食物就有了。

麦片含有丰富的维生素、蛋白质、膳食纤维、碳水化合物、矿物质等营养成分，可以满足我们身体所需要的营养，还能促进胃肠蠕动，预防便秘。如果想吃得口味好一点，还可以用热牛奶冲泡麦片，或者在麦片中加入果汁、蜂蜜、坚果或者水果干，既营养美味，又可以告别饥一顿饱一顿的生活方式，减少了报复性大吃大喝的可能。

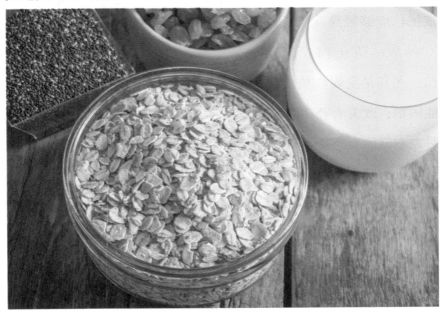

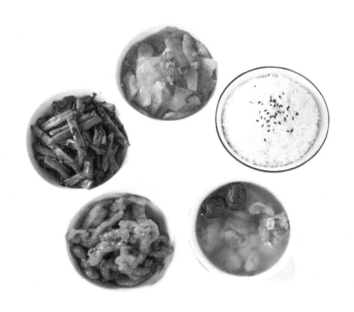

　　暴饮暴食的另外一种情况是有人想通过无节制地大吃来逃避压力，舒缓不良情绪。

　　在日常生活中，情绪性暴饮暴食的朋友每次想要大吃一顿的时候，不必过度压抑自己，因为压抑可能会造成更强烈的饥饿感，形成更大的反弹。想吃的时候，就怀着愉快放松的心情去吃。然后试着做到以下几点。

　　一、把想吃的东西全部摆在面前，饭、菜或是快餐食盒全部打开放在眼睛能看到的地方。之所以要这样做，就是要通过视觉来告诉大脑，自己将要吃多少东西，吃的都是什么，先让大脑"饱"起来。比如，我们吃一碗米饭再盛第二碗、第三碗，和把整个饭锅放在眼前，让大脑"看到"一锅米饭有多少，造成的冲击是不一样的。

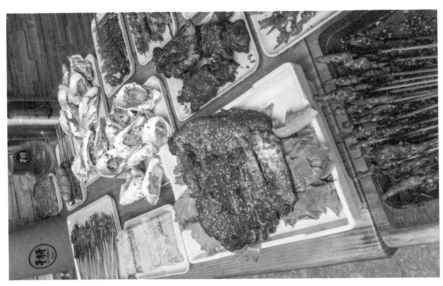

　　二、有意识地放慢吃东西的速度，细嚼慢咽，用心感受吃下去的每一口食物是什么滋味儿，想象食物慢慢地被牙齿咀嚼、被咽下去，经过食管，进入胃，转化成营养物质，滋养身体的脏腑、四肢、肌肉……一点一点地吃，一点一点地感受这些食物。慢慢的，你可能就会发现，东西吃到一半就感觉到饱了，就不想再吃了，这样慢慢训练自己，养成习惯，可能会有不一样的收获。

　　至于那些因为工作应酬太多，不得不每天在各个饭局间穿梭的人，时间一长可能会感觉非常痛苦。长期在外就餐，饭店的菜肴为了好看、好吃，多半都是高盐、高油的，这样的食物本来就对身体健康不利，再加之酒桌上，喝到兴起可能就会在不知不觉中吃下去很多食物，结果几年下来，胃肠疾病就养成了，而且长期饱食高盐、高油食物会增加患骨质疏松的概率。另外，很多饭局多半都安排在晚上，晚上吃得过饱，还会影响睡眠，诱发神经衰弱。

所以，工作应酬多、饭局不断的朋友，要想有个健康的身体，可以试试这样做：酒桌上选定 1 ～ 2 种相对比较清淡的菜食用，其他的尽量少碰；给自己规定一个时间，吃上 30 分钟，就不再动筷。

暴饮暴食对身体的伤害不亚于慢性自杀，我们知道了它的害处，就一定能找到办法克服它，远离不良饮食习惯，为健康加油。

节食减肥的风险

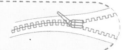

很多女孩子以瘦为美，为了瘦身不惜节食减肥。不吃晚饭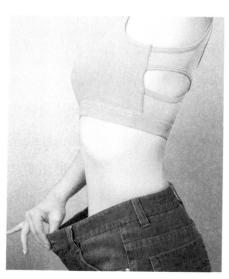或一天只吃一顿，饿极了就吃水果或是喝果汁来填饱肚子。这些女孩过不了多久会发现，自己的气色变得很差，嘴唇苍白，有时还会感到头晕目眩、心跳很快、失眠多梦、皮肤干燥，严重的还会月经不调甚至闭经。

这些问题其实都是节食

减肥惹的祸。过度节食，营养摄入不足，体内的脏腑就得不到濡养，变得虚弱，造成气血亏虚。而气血虚又会进一步引发起其他脏腑功能失常，形成恶性循环。

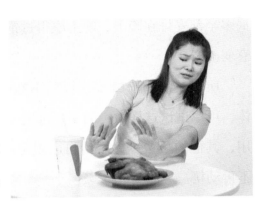

中医理论中，气血亏虚反映在心脏上，主要表现为心悸、怔忡、失眠多梦；气血亏虚反映在脾脏上，就会统血无力、运化功能失调，人就会感到倦怠无力、食欲不振、腹胀、便溏；气血不足反映在肝脏上，主要表现为头晕耳鸣、眼睛干涩、视力模糊，肝主筋，肝血不足就无法濡养筋脉，人就会感到肢体麻木，指甲变得干枯、薄脆、开裂。

不但如此，女性一生当中所经历的月经、怀孕、生产、哺乳都会耗损气血，这就使得女性更容易气血不足，如果再因为节食而减少营养摄入，断了气血的源头，无异于雪上加霜。而且，通过节食减肥塑造的体形不是美，而是瘦和弱，它的代价是身体免疫力下降，内分泌紊乱，还会伴有畏寒、便秘、贫血、月经不调、不孕等问题。随着年龄的增加，这些问题还可能发展出更年期综合征以及各种慢性疾病，而这些问题都会严重影响女性的外在美。

此外，节食减肥导致长时间热量摄入过低，会直接损伤基础代谢，降低基础代谢率。所谓基础代谢率，就是在单位时间内，人躺着不动所消耗的热量。如果基础代谢率降低，就意味着即便你吃得和以前一样多，也还是容易发胖，这也正是有些人越减肥越胖的原因。从中医角度讲，节食减肥伤害了脾胃，脾胃运化功能失调，人体代谢产生的垃圾运化不出去，堆积在体内，人不但看着胖，体内还会堆满垃圾和毒素。

节食减肥还会在心理上制造对食物更大的饥渴，导致很多人无法忍受美食的诱惑，陷入"节食—暴食—节食—暴食"的恶性循环里，在不断的报复性暴饮暴食或厌食里挣扎。这个循环其实也会导致人的情绪变得很糟糕——节食的时候极度渴望美食而又不得不强行压抑，暴食的时候又会产生严重的自责和挫败心理，心情如同过山车。

节食减肥不但以牺牲自己的免疫力为代价，还可能会引发情绪问题。那么，我们应该怎样健康减肥呢？有位减肥达人说得好：减肥不是挨饿，而是与食物合作。这句话告诉我们，选对食物，我们就可以告别苦行僧式的节食减肥方式，实现轻松愉快地边吃边减。

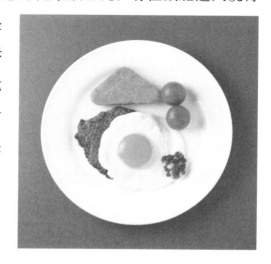

举个例子来说，如果早上你只吃了面包或米

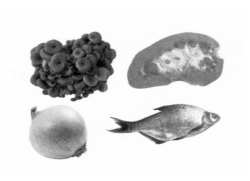

饭，虽然当时吃得很饱，但是你会发现，还没有到午饭时间，就已经感觉很饿了；如果你早上吃的是米粥、鸡蛋、瘦肉等含有高蛋白质或脂肪的食物，你可能整个上午，甚至过了午饭时间也不觉得饿，这主要是不同食物在胃里的排空时间不同造成的。

碳水化合物类食物只在胃里2小时左右就会被排空，胃空了，人就会饿；而含有蛋白质的食物在胃里的排空时间则是2～3小时；脂肪的排空时间是4～5小时；碳水化合物、蛋白质、脂肪类混合性食物的排空时间更是长达4～6小时。至于靠吃水果充饥减肥的人，更要清楚一个真相——水果的排空时间更短，只有1小时！这也正是有的人越吃水果越饿的原因所在。

选错了食物，不但不能减肥，还会让人不停地和饥饿做斗争，耗费心神。有营养专家建议，减肥人士不妨参考以下的标准来安排一日三餐，它可以让我们既不用挣扎在饥饿中，也能在配合适当运动的前提下健康减肥。

早餐：面包、鸡蛋、低脂牛奶（或豆浆）。

午餐：米饭、鱼（或豆腐）、瘦肉炒青菜。

晚餐：香蕉、米饭、豆类、青菜炒虾仁、瘦肉炒青菜。

减肥的朋友在吃晚饭前可以先吃一根香蕉。因为香蕉的热量不高，但饱腹感很强。而且，香蕉中含有浓度很高的色氨酸，它可以在人体内转变成血清素，而血清素可以抑制食欲，更妙的是，血清素还可以转变成褪黑素，而褪黑素能帮助人体燃烧热量，使人不容易变胖！同时，褪黑素又有助于睡眠，晚饭前吃一根香蕉对减肥人士来说是一个不错的选择。

另外，餐后适当喝点茶水，可以减少人体对糖类和脂肪的吸收。有营养学研究发现，茶叶中含有的儿茶素，是一种多酚类的抗氧化剂，可以阻止糖类在人体的消化道中被吸收。而且，儿茶素，特别是绿茶中含有的儿茶素还是很好的脂肪酸抑制剂，可以减少脂肪酸的合成，阻止热量在体内转成脂肪储存下来。所以，大餐之后适当喝点绿茶，也不失为一种健康的减肥方式。

不少研究减肥和营养的人士以他们的自身实践发现，减肥和正常饮食之间并不矛盾，两者完全可以兼得。而吃不胖的关键在于，要选择"营养密度"高的食物。营养密度，即单位热量中不

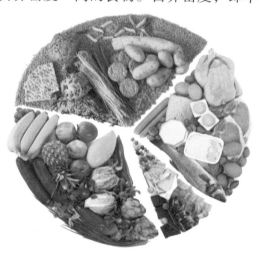

同食物的营养含量。吃营养密度高的食物，可以达到营养充分，但热量并不增加的效果。

其实，真正引发肥胖的大部分都是营养价值很低的高油、高糖、高脂食物，比如甜饮料、奶油蛋糕、煎炸食品等。这类食品在加工过程中，营养素被破坏殆尽，还会让人长胖。比如油炸食品中，维生素 B_1 的损失率竟高达 80% 以上，而煮熟的粥或饭，维生素 B_1 的损失只有 20% 左右。

所以，如果要在减肥时限制热量的摄入，我们就要选择吃那些营养密度高的食物，以从有限的热量中获取足够多的营养。反之，如果选错了食物，不但会遭遇减肥失败，还会因为营养不良而损害了身体健康。

在主食方面，要选择全谷杂粮、杂豆、薯类等，不放油和糖，建议把主食熬成浓粥，可以带来充分的饱腹感。

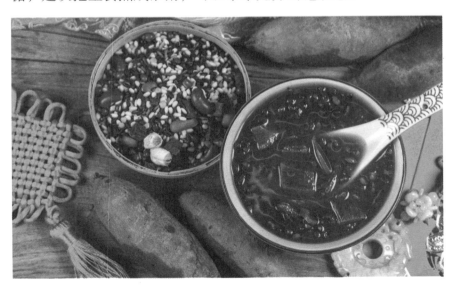

副食方面，每天要有一半是深绿色的蔬菜，采用少油烹调的方法。脂肪类食物，比如肉或鱼，尽量选择低脂肪的食材，而且少用煎炸爆炒的方式烹饪。吃的水果最好选择饱腹感强的，比如香蕉，而不要选择糖分特别高的水果，如荔枝、西瓜等。

每天还要保证优质蛋白质的摄入，可选择豆腐、鸡蛋、低脂牛奶等。这样，我们在减肥的时候不但可以吃主食，还可以吃肉、蛋、奶，在保证健康和满足口腹之欲的前提下愉快地减肥！

吃素真的好吗

有人觉得现代人之所以会患各种疾病，有的还很难治愈，就是因为生活条件好了，大鱼大肉吃得太多了，如果吃素的话就会减少这些疾病。事实真的是这样的吗？

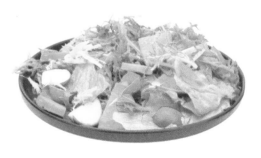

医生和营养专家给出的答案是：虽然吃素可以有效降低糖尿病、心脑血管疾病、肝胆疾病和癌症的发病风险，可以减少便秘，减轻肝肾的代谢负

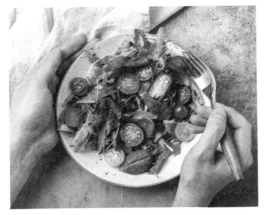

担，但是严格地长期吃素对身体的坏处同样不容忽视。

比如，长期吃素会降低免疫力，造成胆固醇不足。胆固醇只存在于动物性食物中，植物性食物则不含胆固醇，而胆固醇缺乏又会引发脑出血，影响儿童智力发育。另外，胆固醇不足还会引发低胆固醇血症，而低胆固醇血症会引发或加速抑郁症。

此外，专家还发现，女性素食者的生育能力及性功能明显低于非素食者。进一步研究还发现，女性长期吃素会破坏激素分泌，进而导致不孕。专家呼吁，有生育意向的女性最好不要严格吃素，而孕妇则尤其不可以严格吃素，动物性食物中含有丰富的铁、维生素、锌和蛋白质，吃素可能造成缺铁性贫血，不但影响孕妇本人，还会殃及胎儿。

同样，长期素食的男性也会在一定程度上存在性障碍和生殖系统问题。一项调查结果显示，长期吃素的男性，其早泄和性冷淡的比例明显高于非素食的同龄男性。

此外，长期严格吃素还会引发骨质疏松、肥胖等病症。下面，我们来具体说说，长期严格素食都会给我们的身体带来哪些危害。

长期吃素的人，多半会缺乏蛋白质。蛋白质在人体内会被分解为身体必需的各种氨基酸，这些氨基酸主要蕴含在动物性食物中，植物蛋白中只有大豆（包括黄豆、黑豆、青豆）蛋白勉强可看作优质蛋白。长期吃素食会导致人体摄入的蛋白质不足，造成免疫力降低。

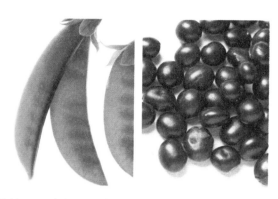

我们的肌肉、皮肤、毛发要维持正常功能也需要蛋白质分解而来的氨基酸来供应营养。氨基酸同时还是合成人体消化酶的原料，蛋白质缺乏会导致消化酶分泌不足，引起胃肠不适。蛋白质摄入不足还会造成肌肉衰退，以及人体脏腑蛋白质分解，导致身体素质下降。

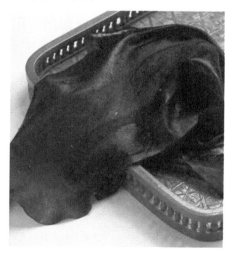

长期吃素会缺乏钙、铁、锌等元素，主要表现为容易出现骨质疏松、蛀牙、皮肤失去弹性、视力下降、抽筋等症状。含钙、铁、锌等元素比较丰富的食物主要有动物内脏、海鲜产品、红色瘦肉、血制品等。长期素食的人无法从上述食物中获取钙、铁、锌等元素，就只能考虑通过以下食物来补充。

富含钙的食物——核桃、花生、大豆、海带、芝麻、坚果等。

富含铁的食物——菠菜、西蓝花、樱桃、黄花菜、黑木耳、油菜、海带、蘑菇、紫菜等。

富含锌的食物——核桃、花生、苹果、白菜、枸杞子、桑葚、人参等。

长期吃素还会出现 ω-3 脂肪酸摄入不足等问题。

ω-3 脂肪酸是人类生命中最基础、最原始的核心物质，它是世界上最强的血液、血管清洁剂，也是世界上最强的细胞抗衰老剂，被称为"洗血之王""细胞活力素"，可以预防动脉硬化、高脂血症、冠心病、脑梗等疾病。ω-3 脂肪酸还可以提高人体免疫力，保护肝脏、肾脏、韧带、皮肤。

ω-3 脂肪酸有舒张血管、抗血小板聚集和抗血栓作用，还

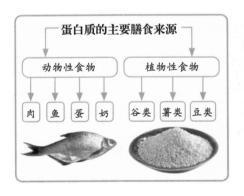

蛋白质的摄入量

不同人群每日蛋白质的摄入量 （中国营养学会推荐）	
婴儿	1.5～3克
儿童	35～75克
青少年	80～85克
成年男女（按不同体力活动强度）	分别为75～90克和65～80克
孕妇和乳母	在成年人的基础上另增5～20克
老年期男女	分别为75克和65克

可以缓解关节炎的肿痛，减轻晨间的僵硬不适；可降低血液黏稠度，促进脑部血液循环，减少偏头痛发作的次数以及持续时间，减轻痛苦程度。2014年，中国营养学协会发布的

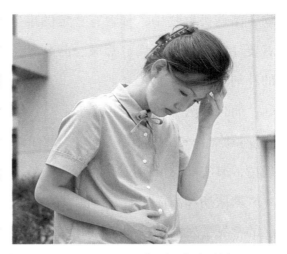

《中国居民膳食营养素参考摄入量（DRIs）》中首次增加 ω–3 脂肪酸推荐值，规定中国居民，特别是孕妇每天摄入 ω–3 脂肪酸的量最好保持在 1600 ～ 1800 毫克。

而 ω–3 脂肪酸主要蕴含在深海鱼类、深色蔬菜、豆类和坚果中，素食者可以通过多吃坚果和海藻来补充 ω–3 脂肪酸。食用油中也含有一定量的 ω–3 脂肪酸，比如亚麻籽油、菜籽油、豆油、紫苏油。

长期吃素还会导致体内缺乏维生素 B_{12}，因为维生素 B_{12} 主要存在于肉、蛋、奶等动物性食物当中，植物性食物中的维生素 B_{12} 含量很少。缺乏维生素 B_{12} 主要表现为脑萎缩、月经不调、食欲不振、舌头溃疡、精神萎靡、健忘、抑郁、身体麻木等症状。小孩缺乏维生素 B_{12} 可能会出现情绪异常、表情呆滞、反应迟钝、爱睡觉等症状。

所以素食者一定要注意补充维生素 B_{12}，豆类食物、发酵食

物、菌菇类食物中，都含有一定的维生素 B_{12}。因此，素食主义者要注意多食用豆腐、豆豉、蘑菇等，或者去买一些维生素 B_{12} 的补剂。

而且，医生和营养专家呼吁，患有糖尿病和高血压的人一定要谨慎吃素。很多人误以为吃素更有利于控制糖尿病和高血压的病情，事实却恰恰相反。

糖尿病和高血压对人体健康的威胁不言而喻，糖尿病和高血压的常见并发症即糖尿病肾病和高血压肾病更是凶险。如果长期吃素，为了摄入足够的蛋白质，不得不摄入植物蛋白，但是，植物蛋白摄入过多会加重肾脏负担，加重糖尿病和高血压的并发症。

所以，医生和营养专家建议糖尿病、高血压患者不要严格吃素，应该适当进食动物蛋白，比如，牛奶、鸡蛋、瘦肉等优质

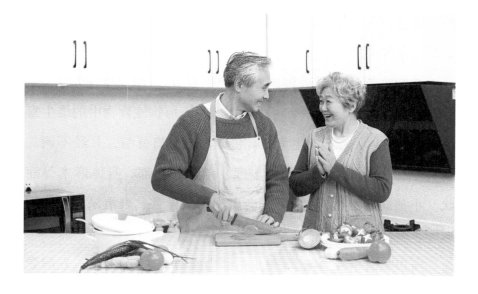

蛋白，对预防肾脏并发症非常有益，一般1个鸡蛋、1杯牛奶就足以供应人体一天的蛋白质需求了。

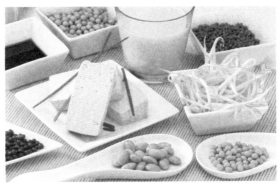

另外，医生和营养专家也提醒老年素食者，严格的素食容易让年长者患上肌肉衰减症。长期素食会造成营养失衡，特别是蛋白质类营养摄入不足。蛋白质是人体组织和器官的重要组成成分，蛋白质缺乏，会加速老年人肌肉萎缩和衰老退化。

营养学研究表明，老年人对蛋白质的需求其实和青壮年差不多，如果没有严重的肾功能损伤，那么，一位老年人每天摄入的蛋白质至少要占总进食热量的 15% ～ 20%。比如，体重 60 公斤的一位老人，每天摄入 75 克蛋白质才可以保证身体活动的需要。一般来说，动物性食物蛋白质的含量和质量都高于植物性食物，营养专家认为，老年人每天摄入的动物性食物的蛋白质应占摄入的蛋白质总量的 30% ～ 50%。而且实际研究也表明，荤素搭配的老年人骨骼肌质量明显高于严格素食的老年人。所以，老年人要增加奶、蛋、畜瘦肉、禽肉、鱼虾和大豆制品等的摄入，当然，同时也要保证充足的主食、蔬菜、水果，达到膳食平衡。如果担心动物性食物不好消化吸收，老年人可以少吃多餐，这样既能保证摄入足够的蛋白质和营养素，又能充分吸收和利用它们。

到底是食素好还是吃荤好？我们的祖先很早就在《黄帝内经》中帮我们做出了合理的安排，《黄帝内经》中记载："五谷为养，五果为助，五畜为益，五菜为充"，也就是说合理的饮食是以五谷为主食，水果为辅食，五畜之肉为助益，蔬菜为补充。所以，归根到底，食素、食荤都不是绝对的，膳食平衡才是王道。

被冤枉的碳水化合物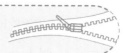

碳水化合物是餐桌上不可缺少的成分，位列三大营养物质之首，但近些年却被误认为造成糖尿病和肥胖的罪魁祸首。一些不良媒体偷换概念，把"碳水化合物"混淆为"糖"，把碳水化合物描绘成健康的敌人，还呼吁不明真相的人们戒掉那些富含碳水化合物的谷物、水果、牛奶。

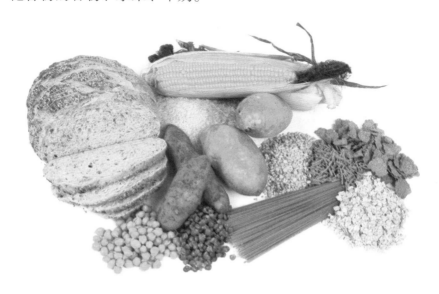

实际上，碳水化合物根本不是糖，大家说的糖其实是添加糖，所谓添加糖是指在食品生产过程中被人为添加到食品中的糖或糖浆，而不是含在天然食物中的糖分。常见的添加糖有红糖、白砂糖、玉米糖

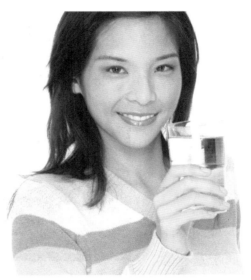

浆、糖蜜、蜂蜜、浓缩果汁、葡萄糖等。如果含有碳水化合物的食物中添加了这些糖类才是健康的大敌，这些添加糖才是我们真正需要戒除的。世界卫生组织推荐一个成人每天摄入的添加糖不应高于 25 克，超过这个量会增加龋齿的风险，也会给心血管疾病、糖尿病和肥胖的发生留下祸根。

碳水化合物不是健康杀手，它是健康膳食的重要组成部分，是人体最主要的能量来源。食物中的碳水化合物进入人体后会被分解成葡萄糖，葡萄糖是人体能量最主要的来源，它以最直接、最经济的方式为人体提供能量。葡萄糖能以较快的速度进入血液成为血糖，血糖是大脑的首要能量来源，当血糖浓度低于一定水平时，人体就会发生神经疲劳，大脑就无法正常工作。所以，我们有时候不吃早饭，整个上午会觉得头晕眼花，无法集中精力工作和学习，就是这个原因。

世界卫生组织推荐成人每天摄入的碳水化合物不低于130克，这个推荐量是大脑每天对碳水化合物的最低需求量，如果长期低于这个量，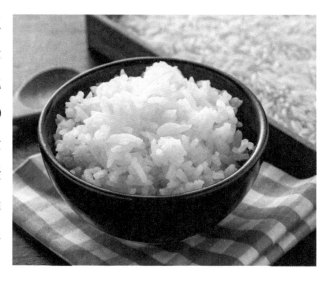人体就会产生各种症状，包括头痛、头晕眼花、嗜睡、情绪起伏和运动迟缓。

既然碳水化合物对人体有如此重要的意义，是不是我们吃得越多越好呢？当然不是。摄入过多碳水化合物会引发胃肠疾病，如腹胀、腹痛、腹泻；还会影响正常的血糖水平，导致血糖升高，对高血糖、糖尿病患者来说，过多的碳水化合物会加重病情；碳水化合物摄入过多会引发肥胖，进而增加糖尿病、高脂血症等疾病的发病风险。

在我国居民的饮食中，摄入的碳水化合物占总能量的比例是67%，主要来源于米饭、面粉、小米、糕点和蔬菜，这个比例远远高于西方国家。

所以，我国居民尤其要注意健康地摄取足够的碳水化合物，为此，我们可以遵循以下几点。

一、增加全谷物的摄入量

全谷物，是指没有经过精细加工，保留了完整谷粒所具备的胚乳、胚芽、麸皮的谷物，全谷物的膳食纤维、维生素、矿物质等营养成分要高出经过加工的精米好多倍。全谷物对人体非常友好，它的升糖

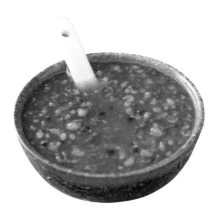

速度比较慢，使人体在餐前、餐后都能保持血糖平稳。另外，有研究显示，吃全谷物可在一定程度上降低心血管疾病、癌症、糖尿病、呼吸道疾病等的致死率。全谷物主要包括原粒的稻谷、黑米、糙米、小米、燕麦、黑麦、藜麦。其中，富含优质碳水化合物的谷物包括燕麦、红薯、紫薯、玉米、山药、红豆、土豆、藜麦、糙米等。

山药牛奶燕麦粥

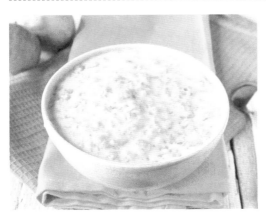

牛奶200毫升，燕麦片、山药各30克。

山药去皮、洗净、切片；先将山药、燕麦片放入锅中加入适量水，小火慢熬，持续搅拌至山药和燕麦片熟透，再加入牛奶

即可。

山药含优质碳水化合物、钾、B族维生素，燕麦片含有优质碳水化合物、铁、膳食纤维，牛奶含钙和优质蛋白。山药牛奶燕麦粥做早餐主食，可以保证充足的能量和营养。

意大利面

意大利面的主要原料是杜兰小麦，富含优质碳水化合物和蛋白质，升糖指数也比较低，而且烹饪也十分方便，早上时间匆忙，来一份意大利面做早餐再合适不过。但要注意配菜和酱料。

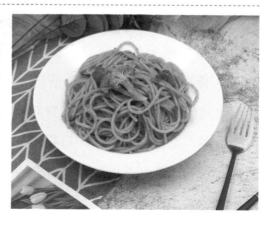

意大利面酱主要有红酱、青酱、白酱和黑酱。减肥人士首选红酱，因为红酱的主要原料是番茄；青酱的原料主要有罗勒、松子粒、橄榄油等；白酱则是以无盐奶油为主要原料，相对热量比较大；黑酱的原料主要是墨鱼汁。对比看来，红酱比较健康。

二、增加豆类食物的摄入

豆类食物比较突出的优点是含有较高的膳食纤维和优质蛋白，有很强的饱腹感，而且升糖指数低，豆类主要包括黄豆、黑豆、豌豆、鹰嘴豆、小扁豆等，有研究显示多吃豆类食物可以促进心血管健康。

而且，豆类也是含碳水化合物较高的食物，除了黄豆的碳水化合物含量在 30% ~ 40% 外，其他豆类的碳水化合物含量都在 50% 以上，甚至更高。基于这个原因，有专家呼吁，我国居民的饮食中可以尝试用一些豆类来替代部分主食。

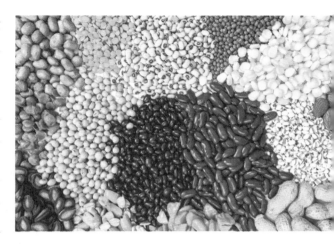

杂粮豆粥

大米 100 克，藜麦、燕麦片、红豆、紫花豆、红芸豆各 50 克。把所有食材淘洗干净，先将大米、红豆、紫花豆、红芸豆下锅煮，大火烧开后小火慢熬，熬至大米和所有豆子发软，加入藜麦、燕麦片，继续熬至所有食材都软烂为止。

这款杂粮豆粥不但能提供优质碳水化合物，更

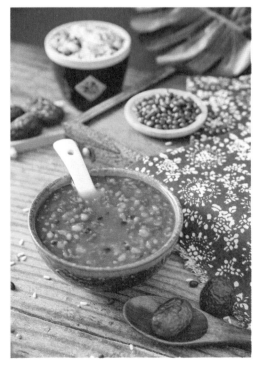

含有优质蛋白，而且有很强的饱腹感，无论是日常早餐还是减肥餐，都是不错的选择。

三、减少添加糖的摄入

世界各国居民膳食指南中，都无一例外地提醒民众减少添加糖类的摄入。在我国居民的饮食中，添加糖类主要蕴含在以下食物中：即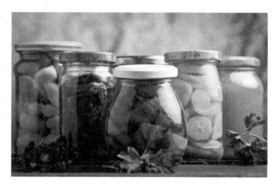食食品，如罐头、蜜饯、烘焙品、饼干、蛋糕；调味乳制品，如加了糖的酸奶和牛奶等。要减少添加糖的摄入，不妨试着做到以下几点。

少吃、不吃调味牛奶和酸奶，改喝低脂牛奶或纯酸奶。

少吃添加了干果、蜜饯的甜味麦片，改吃纯燕麦片。

少吃夹心面包，改吃全麦面包。

少喝含糖饮料，改喝茶或是白开水。

被嫌弃的脂肪

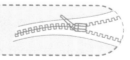

在全民减肥的时代，脂肪的名声可以说是相当差了。提到"脂肪"二字，爱美人士往往会发自内心地抵触，因为这白花花、软绵绵的物质如果堆积到我们的腰部、肚子、大腿等处，就

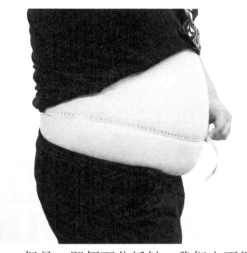

会导致让人唯恐避之不及的小肚腩、游泳圈、大象腿……那简直就是一种灾难。而且，如果它囤积过多，还会引发各种恼人的疾病。所以，也难怪它如此被人嫌弃。

但是，即便万分抵触，我们也不得不接受这样的事实——我们人体体重的 10% ~ 20% 正是这种白色的脂肪组织！而且，它们还做着很多对人体十分有益的工作，可以说是影响着我们身体的方方面面，小到我们每天吃饭的胃口，大到身体的自愈能力，还包括我们的行为和情绪，无一不受它的影响。所以，脂肪并不都是我们的敌人，我们的身体要保持健康，需要适量的脂肪。下面，就让我们好好认识一下它吧。

一、为人体提供能量

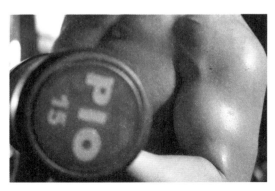

脂肪是人体最主要的能量储备形式之一，特别是长时间的耐力运动，更是有赖于脂肪来供能。脂肪可以在需要时被分解为脂肪酸和葡

萄糖，供身体使用，是人体不可或缺的后备能量库。研究发现，1 克脂肪可以提供 9 千卡的热量，比碳水化合物提供的热量还高。

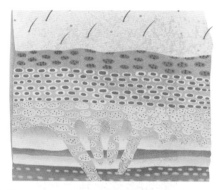

二、构成细胞的重要物质

脂肪是构成细胞膜的重要成分之一，细胞膜既是细胞的保护层，也是细胞和外界进行物质交换的重要通道。更重要的是，我们的大脑也主要是由脂肪构成的，脂肪含量约占脑干、大脑半球和小脑总质量的 60% 左右。

三、保护人体器官

脂肪可以保护人体的重要器官。我们的心脏、肾脏、生殖器官周围都有脂肪包裹着，当内脏遭受外力碰撞或冲击时，脂肪会起到缓冲、保持、支撑的作用。

四、激素合成

脂肪可以合成多种激素，如人体肾上腺皮质激素、性激素、甲状腺激素和胰岛素等，都是以脂肪为原料合成的。而脂肪组织

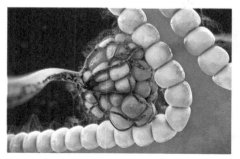

本身也能分泌许多和生长、代谢、免疫功能有关的激素，所以，体脂含量过低的女性可能会出现月经失调或闭经的症状。

六、维持体温

脂肪可以帮助人体维持体温，防止身体热量的流失。

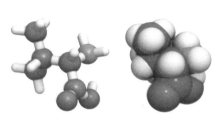

约占人体体重 1/5 的脂肪大致可以分为两类，一类是必需脂肪，另一类是储存脂肪。

必需脂肪占成年男性总体重的 3%，占成年女性总体重的 12%，如果女性身体的脂肪含量（简称体脂）低于 12%，就会出现闭经等问题。必需脂肪缺乏，可导致生长迟缓、生殖障碍、皮肤受损等问题，还会引发肌肉、肝脏、肾脏、神经和视觉等多种疾病。

除必需脂肪之外，其余脂肪被称为储存脂肪，90% 的储存脂肪贮存在人体的皮下组织中，帮助人体调节体温、储备能量。一

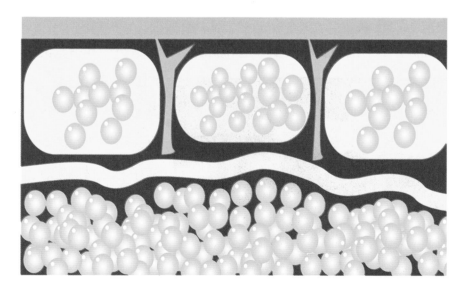

旦储存脂肪过剩，就会引发肥胖或相关疾病。

综上，我们应该对脂肪有一个新的认识：身体中的脂肪并不都是敌人，我们不能苛求身体中一点脂肪都不存在。同样，食物中的脂肪也是如此，它们并不都是"没用的"。

适当摄入脂肪最为明显的好处在于，有利于人体吸收营养物质。在人体非常重要的营养素之一——维生素一族中，有一类脂溶性维生素，它们不溶于水只溶于脂肪。维生素A、维生素D、维生素E等都是脂溶性维生素。如果没有脂肪来帮忙，脂溶性维生素就无法被人体吸收和转化。人体缺乏维生素A会引发干眼症、皮肤干燥，缺乏维生素D会导致骨质疏松，缺乏维生素E会使人体抗氧化能力下降。所以，如果脂肪的摄入量不足，很多脂溶性维生素就无法吸收，人体就会营养不良，引发很多慢性病。

我们在日常饮食中摄入的脂肪主要是四类脂肪的混合物：饱和脂肪、单不饱和脂肪、多不饱和脂肪、反式脂肪。其中，饱和

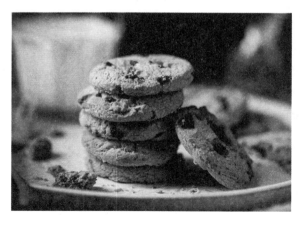

脂肪主要存在于肉类、鱼、蛋黄、巧克力、热带植物油（如椰子油和棕榈油）中；多不饱和脂肪和单不饱和脂肪主要存在于蔬菜、水果、坚

果中；反式脂肪是人造的产物，是将金属催化剂加入植物油中，然后在真空环境下加热到极高温而制造出来的人工脂肪。

一、饱和脂肪

饱和脂肪主要来源于肉、蛋、奶，其中"蛋"主要指蛋黄，"奶"主要指奶、奶酪、天然黄油。饱和脂肪酸的另一个来源是热带植物油，如棕榈油、可可油、椰子油。

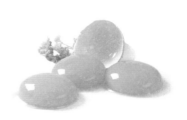

科学界公认的是，饱和脂肪是一种不太健康的脂肪，虽然它可以吃但是需要控制量，摄入过多的饱和脂肪酸会导致大脑缺氧，同时引发身体炎症，而且，饱和脂肪还会增加人体内的胆固醇和脂肪含量，增加罹患心血管疾病、2 型糖尿病和肥胖症的风险。世界卫生组织推荐成人每天的饱和脂肪酸摄入量应控制在22 克以下。

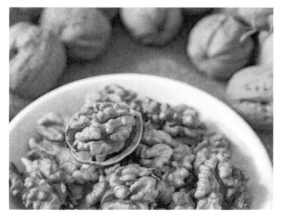

二、多不饱和脂肪

多不饱和脂肪主要存在于深绿色的蔬菜中，以及核桃、鱼油、豆腐中。植物种子的油中，如玉米油、大豆油、葵花子油、亚麻籽油、红花籽油、芝麻油中富含多不饱和脂肪。多不饱和脂肪是"好"脂肪，它有调节人体血脂的作用，可以预防心血管疾病。同时，多不饱和脂肪中的二十二碳六烯酸及二十碳五烯酸可以促进大脑发育。

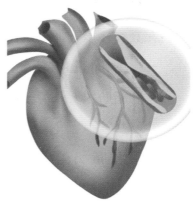

三、反式脂肪

反式脂肪是一种不饱和脂肪，它主要存在于以下食物中：代可可脂、植物黄油，如人造黄油、麦淇淋，以及氢化植物油、人造酥油。

反式脂肪是绝对的"坏"脂肪，它可以增加胆固醇含量，进而增加心血管疾病的患病风险及其致死率。不少国家和地区都明令禁止使用反式脂肪。我们在日常饮食中要尽量减少反式脂肪的摄入。

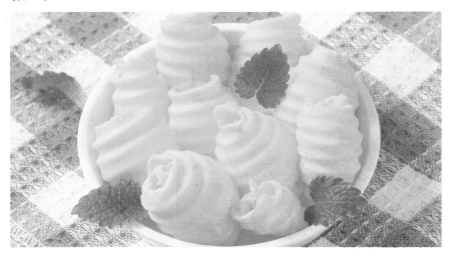

日常饮食中，脂肪主要存在于食用油脂、动物性食物和坚果中。其中，食用油脂中的脂肪含量为100%；动物性食物中畜肉的脂肪含最为丰富，且多数是饱和脂肪；禽肉、鱼类的脂肪含量较低，多半在10%以下。且鱼类所含的脂肪多为不饱和脂肪，而蛋类中，蛋黄的脂肪含量为30%左右，全蛋的脂肪含量为10%左右，多是单不饱和脂肪。

坚果类的脂肪含量最高可达50%，基本上是多不饱和脂肪。

餐桌上的五种高发癌症

国家癌症发布中心2022年发布的全国癌症报告显示，在2020年全球新发癌症病例中，中国新发病例和死亡人数均为全球第一。其中，2020年中国癌症新发病例数排前十的癌症分别是：肺癌、结直肠癌、胃癌、乳腺癌、肝癌、食管癌、甲状腺癌、胰腺癌、前列腺癌、宫颈癌。

医学专家指出，上述几种癌症当中，除少数和家族遗传有关外，其余多半和不健康的生活方式有关。其中，不健康的饮食是致癌的首要因素，特别是与消化系统相关的肿瘤，以下介绍五种与不健康的饮食相关的癌症。

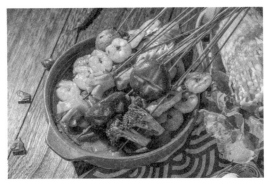

一、胃癌

胃癌在我国的发病率始终居高不下，每年新发病例高达40万～50万例。

胃癌和我们的饮食习惯密切相关，有医学专家做过统计，胃癌患者中，有很多人喜欢吃烧烤、麻辣烫、烟熏食品，以及腌制和高温煎炸的食品，这些食物都含有较高的亚硝酸盐，可在胃酸及细菌的作用下转化为亚硝胺而诱发癌变。特别是油炸食品，因为色香味俱佳，格外让人青睐，但是却对我们的身体潜藏着巨大的危害。

首先，油脂类属于最不容易消化的物质，会增加肠胃的

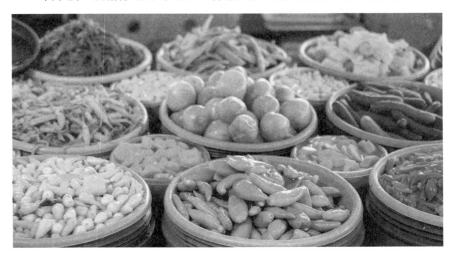

负担。

其次，油脂经高温加热后，其中的不饱和脂肪酸会转变成毒性很强的致癌物，反式脂肪酸则会降低血管弹性、形成血栓，引发心脑血管疾病。所以，为了宝贵的健康，我们要少吃油条、油饼、炸鸡。

诱发胃癌的另外一个因素是情绪。有人说，胃是人类情绪的"晴雨表"。一个人情绪的好坏直接影响胃的健康，长期压力过大、负面情绪过多可能会诱发胃癌。很多现代人因为职场竞争压力导致自己经常处在紧张、焦虑、压抑、愤怒的状态下，而这些不良情绪会通过大脑影响自主神经系统，导致胃部肌肉的非正常收缩和蠕动，进而引发慢性胃炎。据统计，慢性胃炎患者转变为胃癌患者的年发生率为 0.1%，胃黏膜异常转成癌症的概率更是高达 0.6%。

最后，很多人因为工作常常加班或是夜生活过度，往往三

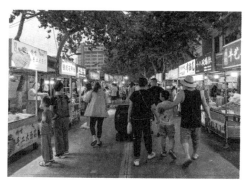

餐不定，忙的时候连着几天不能按时吃饭，好不容易有时间就大吃一顿，这样饥一顿饱一顿的饮食方式也很容易诱发胃病，为胃癌的发生留下祸根。还有，烟酒不离

手的人，他们的胃黏膜也极容易受到损害，引发慢性胃炎和胃溃疡，最终导致癌变。

二、肝癌

世界卫生组织发布的 2020 年癌症数据显示，我国每年新发肝癌病例数超过 41 万例，占世界总数的 45%，而死亡病例数超过 39 万例，占世界总数的 47%。

流行病学的调查显示，诱发肝癌的常见因素除乙肝、丙肝、肝硬化之外，其余因素都与饮食习惯有关，比如长期酗酒、食用腌制食品或是被黄曲霉素、亚硝胺污染过的食物。

食物中的黄曲霉素、亚硝胺都属于强致癌物。黄曲霉素主要是粮食、花生等发霉时长出的黄曲霉菌产生的，食物一旦被黄曲霉素污染，就会有强烈的致癌作用。黄曲霉素被列为一类致癌物，成年人一次性摄入 20 毫克黄曲霉素就会直接死亡，其毒性

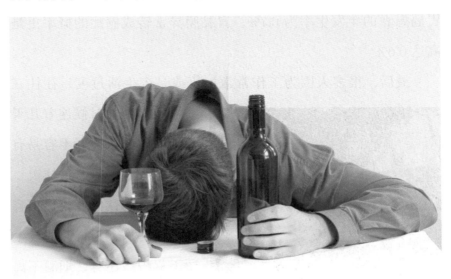

是氰化钾的 10 倍，是砒霜的 68 倍！280℃以上的高温才能把它杀死，是已知最强的生物致癌剂。

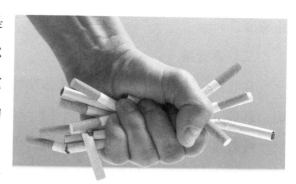

和黄曲霉素一样，亚硝胺也是一种强致癌物，熏腊食

品、化妆品、啤酒、香烟中都含有亚硝胺。尤其是熏腊食品中，含有大量的亚硝胺类物质，如果喝酒的时候吃熏腊食品，那么亚硝胺对人体的危害就会成倍增加。

黄曲霉素和亚硝胺多滋生在发霉的筷子、过期或变质的食用油、发苦的坚果、变质的米饭、变质的馒头中，我们在日常饮食

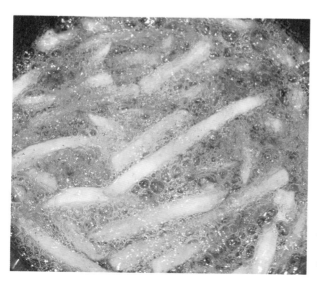

中要避免吃这类食物，腌制、煎炸的食物也要少吃。另外，粮食或是生活用品，要尽量保持干燥。比如，筷子每次彻底清洗干净后要及时进行消毒、干燥处理，防

止霉变。

三、食管癌

在我国，食管癌位居消化系统恶性肿瘤的第三位，仅次于胃癌、肝癌。

食管是食物从口腔进入胃的通道，当食物或饮料温度过高或过于粗糙时，就会烫伤或擦伤食管黏膜上皮，使之出血、溃烂。如果食管黏膜长期受到不良刺激，黏膜上皮就会出现形态、功能异化的细胞，这是诱发食管癌的潜在危险。

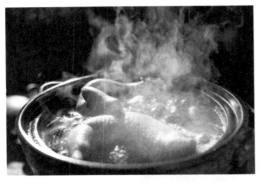

临床中，医生发现，有90%以上的食管癌患者都有一个共同的特点，就是喜欢吃非常热的食物、喝非常热的汤或茶，他们在吃饭时习惯"趁热"吃，最好是"刚出锅的"，觉得这样的饭食吃到嘴里、胃里暖融融的才够滋味，但他们却也因为这个不良习惯招来了病魔。

另外，营养缺乏、食用含黄曲霉素或亚硝胺类物质的食物，也是诱发食管癌的重要因素。

四、结直肠癌

结直肠癌的发生和不健康的饮食习惯有很大关系，主要表现为长期摄入高脂肪食物，以及膳食纤维摄入不足。

高脂肪食物在消化过程中会增加肠道负担，对肠道黏膜造成

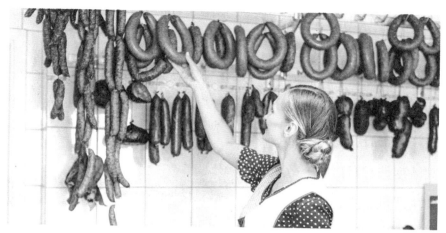

损伤，久而久之就会增加肠癌的患病风险。而深加工的肉类食物、油炸食物，特别是轻微烤焦的食物，会产生一种叫苯并芘的强致癌物，经常食用被苯并芘污染的食品，致癌物质就会在体内累积，为肠癌、胃癌的发生埋下隐患。

膳食纤维摄入不足容易引发便秘，便秘也是诱发结直肠癌的危险因素之一。

五、口腔癌

口腔癌是口腔恶性肿瘤的统称，可能发生在舌、牙龈、嘴

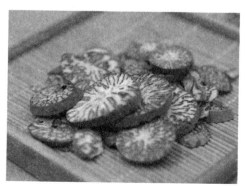

唇、上下颌骨等任何部位，比较常见的是舌癌。根据世界卫生组织统计，口腔癌是世界第六大常见癌症。在我国，口腔癌病例近年来也在不断增长，常见于中老年男

性人群，特别是 40 岁以上长期吸烟、饮酒、嚼槟榔的人，是口腔癌的高危人群。

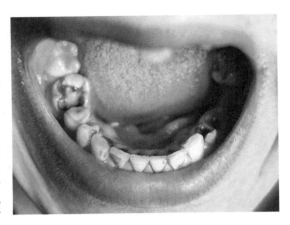

吸烟时，会有大量高浓度烟雾对口腔上皮产生严重刺激，使口腔黏膜上皮细胞异常增生。另外，吸烟时产生的烟焦油、尼古丁等致癌物质溶于唾液会使唾液带有"毒性"，诱发各种黏膜病和牙周病。

喝酒时，酒精的脱水作用会使口腔黏膜对致癌物质如亚硝胺、碳氢化合物等更加敏感。医学观察发现，酒后的唾液中会产生一定量的乙醛，这是酒精的代谢产物，会损害口腔细胞。

还有一个因素是近些年才被发现的，就是吃槟榔。有数据显示，中国 90% 的口腔癌都是由吃槟榔诱发的。

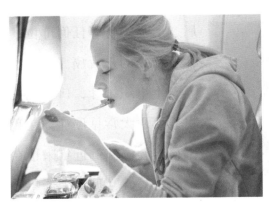

既然上述癌症是由不良饮食习惯引发的，那么我们如果能够养成良好的饮食习惯，就可以从源头上降低癌症的发病率，用健康的生活方式为我们的身体护航。

专家建议，养成良好的饮食习惯，先从改掉吃东西狼吞虎咽开始，学会细嚼慢咽。因为在咀嚼的过程中，唾液与食物充分融合，使食物中产生防癌症所必需的抗氧化成分，可以消灭很多有毒、有害物质，降低患癌风险。此外，细嚼慢咽可以使食物被充分粉碎，避免大体积食团划伤食管黏膜，引发癌变。

不要吃滚烫的食物。滚烫的饮食不但会诱发口腔癌、食管癌，也会引发胃癌，所以吃东西时，晾凉再吃更健康。

不要吃得过饱。一次吃太多食物，会损伤我们的肠胃。饮食过量就会使肠胃功能失调，从而导致肠癌发病率的增加。

减少在外面吃饭的次数。饭店的饭菜为了追求色香味，通常会加入大量调味剂，相比家庭烹饪，它们可能含有更多的致癌物，给健康带来隐患。

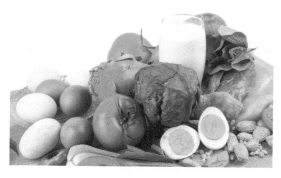

饮酒不过量。适量饮酒可以舒筋活血，过量饮酒特别是空腹饮酒的直接后果是增加肝脏的排毒负担，会诱发肝硬化、肝癌。如果在饮酒的同时大量食用高脂肪、高蛋白食物，会大大增加结查肠癌的发病概率。

不要只吃肉，也要适量地吃蔬菜、水果。研究表明，长期大量吃红肉会使结肠癌的发病率增加 29%，而深加工的肉制品更是

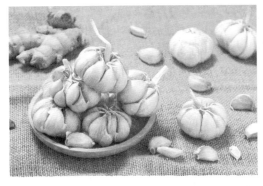

会使结肠癌的发病率增加50%！

而水果和蔬菜中富含维生素 C、纤维素，它们是公认的抗癌高手。特别是胡萝卜、番茄、大蒜等，可以很好地预防口腔癌、食管癌、胃癌、结肠癌、肺癌。

多用蒸、炖的烹饪方式。蒸的方式可以最大限度地中保留食材原有的分子结构以及原有的蛋白质、纤维素等营养成分，安全又营养；炖制的肉类可以将动物蛋白质水解成为极易吸收的氨基酸，还能保存食材原有的营养，可以提高人体免疫力，同时也可以减轻胃肠负担。

少吃烟熏食品。烟熏食品中通常会有亚硝酸盐，亚硝酸盐与人体中蛋白质的分解物质结合会产生强致癌物亚硝胺，可以引发

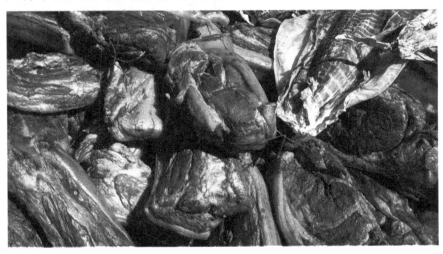

肝癌、胃癌、咽癌、食管癌等。

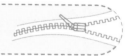

生病，就一定要吃药吗

2023 年，随着新冠疫情的结束，中国百姓的生活又恢复到了从前的状态。但是我们也发现，受疫情影响，不少家庭在不知不觉中养成了囤药的习惯，还在家里设置了专门的小药箱，备着常用药，比如，

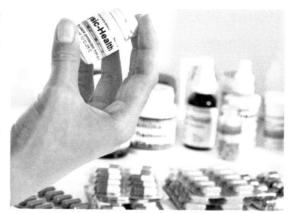

头疼时可以在药箱里找到止痛片，发热时能找到布洛芬⋯⋯这样的做法看上去似乎有着很强的自我保健意识，但实际却是一个不小的误区。

这么做可能会快速地缓解一些小毛病带来的病痛，短时间内也看不出来有什么负面的影响，但长此以往却可能会危害健康，甚至是生命。国家卫生部门在专门的数据监测中发现，中国百姓当中，平均每年因为用药失误而死亡的人多达 19 万！这个数字听上去似乎不可思议，但如果看看下面这个真实的例子，我们就会发现，如果没有足够的警惕，我们都有可能会成为那十九万分之一。

2022 年，家住上海的刘女士不小心患了感冒，发热头痛。因为担心做核酸时被误判为新冠肺炎，她赶紧在家中的医药箱里翻找感冒

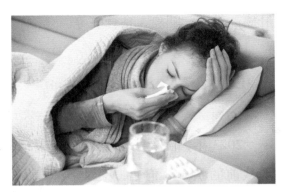

药，并很快找到了泰诺林和泰诺，开始自行服用。她还给自己安排了看似科学的用药方法：感觉发热的时候就吃泰诺林，不发热的时候就吃泰诺。

可能是因为情绪有点紧张，刘女士虽然一直在吃药，但是感冒却一直不见好转，于是，她一着急便加了药量，并一口气连续吃了 9 天。

结果，刘女士感觉越来越不对劲了，甚至出现了意识模糊的情况。当家人好不容易把她送到医院的时候，经过检查发现，刘女士的谷丙转氨酶数值居然达到了正常值的三百多倍！整个肝脏

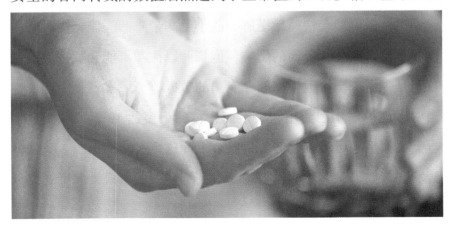

已然濒临坏死的状态。

经过医生的全力抢救，幸运的刘女士在鬼门关徘徊了一会儿又被拉了回来。

事后，医生告诫刘女士，虽然感冒不是什么大毛病，但是乱用药却有大危害。她吃的药中有一种被称为对乙酰氨基酚的成分，也就是我们常说的扑热息痛，约80%的抗感冒药里都含有这种成分。这类药物服用过量就会导致中毒性肌溶解和肝肾衰竭，甚至可能致死。

医生告诉刘女士，从她患病初期的症状来看就是普通的感冒，当时只要注意休息和保暖，注意吃一些清淡的饮食，每天用柠檬果切片泡水喝，多补充维生素 C，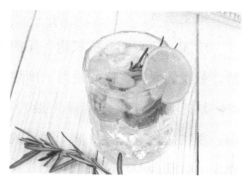
完全可以缓解感冒症状，结果她这一乱用药差点送了命！医生的这几句话让刘女士后悔不已。

从刘女士的例子中，我们应该汲取的教训是：药不可乱吃。非吃不可时也一定要遵循医生的指导，千万不可凭着"经验"随意给自己和家人开方、配药。原因就在于：不论是西药还是中药，之所以被称为药，是因为相对食物来说，它们都具有很强的偏性，也叫药性。

所谓药性，拿中药来说，就是一味中药所具有的四气、五味、归经、升降沉浮、有毒无毒等特征。其中，四气指中药的寒性、热性、温性、凉性。比如，寒性的药物有黄连、石膏等，中医可以借助它们的寒性来改善人体上火的症状，如阴虚火热、胃火炙热等。但如果这种寒性的药被用反了，不但治不了病，还会对病人身体造成更大伤害，甚至会危及生命。

营养专家建议我们：如果在平时的饮食当中能吃对食物，补充好维生素和矿物质，我们就会少生病，甚至是不生病，也就间接做到了少吃药、不吃药。比如：

维生素 A

功能：防衰老、抗氧化、保护心脑血管，还能呵护我们的眼睛，帮我们保持良好的视力，预防眼干燥症和夜盲症。

缺乏症：如果维生素 A 摄入不足，就会眼睛干涩、怕光流泪、视物模糊，还会皮肤干燥、脱发、骨关节疼痛，产生呼吸道感染的症状。

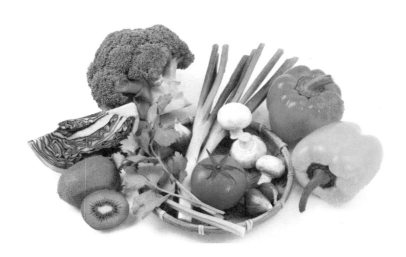

富含维生素 A 的食物：鱼肝油、动物肝脏、胡萝卜、菠菜、豌豆苗、白菜、番茄、西蓝花、青椒、红薯、奶制品、蛋、葡萄、柚子、桃、杏、樱桃。

> 注意：久坐电脑前的人、经常开车的人应适量服用维生素 A；慢性肾衰竭患者避免服用；服用长效避孕药的女性，会使维生素 A 的血药浓度升高，要减量摄入；维生素 A 不易排出体外，过量服用容易引发中毒。

维生素 C

功能：维生素 C 被称为美丽健康之源，可以促进钙和铁的吸收，预防骨质疏松和缺铁性贫血；有抗氧化、降血脂、预防动脉硬化、保护心脑血管的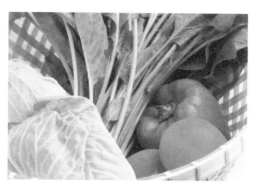作用；可以清除人体内的自由基，预防维生素 C 缺乏病；促进伤口愈合、抗疲劳、提高免疫力。

缺乏症：缺少维生素 C 最常见的症状是牙龈发紫、肿胀、反复出血，骨关节无力、疼痛，贫血、机体免疫力下降、皮下瘀血、瘀斑，皮肤易出血，伤口不易愈合。

富含维生素 C 的食物：新鲜蔬菜，如韭菜、菠菜、辣椒；新鲜水果，如橙子、大枣、柠檬、山楂、猕猴桃。人工合成维生素补充剂，效果不如天然食物中的维生素 C。

注意：过量摄入维生素 C，会刺激胃黏膜，引起恶心、腹痛、呕吐、胃酸过多；长时间服用维生素 C 会导致泌尿结石；服用维生素 C 的同时吃鸡蛋，可能会导致消化不良；缺铁性贫血患者在补充铁制剂时服用维生素 C，可能会导致人体系统组织紊乱，降低免疫力。

维生素 D

功能：调节钙平衡，促进钙和磷的吸收代谢，保持骨骼健康。

缺乏症：维生素 D 摄入不足，会导致儿童软骨症、成人骨质软化症、多汗。

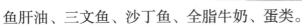

富含维生素 D 的食物：鱼肝油、三文鱼、沙丁鱼、全脂牛奶、蛋类。

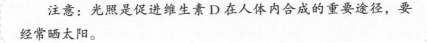

注意：光照是促进维生素 D 在人体内合成的重要途径，要经常晒太阳。

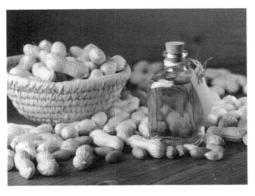

维生素 E

功能：抗氧化，保护心脑血管。

缺乏症：皮肤干燥、头发分叉、四肢乏力、多汗、痛经。

富含维生素 E 的食物：麦胚油、花生油、玉米油、芝麻油、粗粮、豆类。

> 注意：服用避孕药的妇女、孕妇、哺乳期女性、围绝经期女性，应适当补充维生素 E。

维生素 K

功能：凝血、止血。

缺乏症：凝血功能失调，导致胃出血、流鼻血、尿血、皮肤黏膜瘀血。

富含维生素 K 的食物：绿色蔬菜、动物肝脏、谷类。

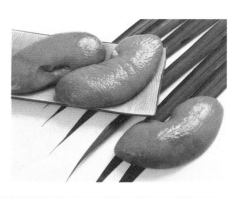

> 注意：外伤后要适量补充维生素 K；过量服用会造成肝脏损伤。

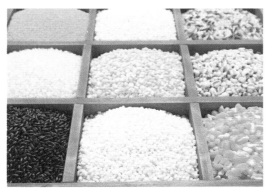

B 族维生素

功能：参与能量代谢、神经传导，提高机体活力。

缺乏症：B 族维生素摄入不足会引发手脚发麻、消化不良、多发性神经炎、脚气病。

富含维生素 B_1 的食物：杂粮、粗粮、谷物、豆类、坚果、瘦肉、动物内脏。

注意：维生素 B_1 主要存在于谷物的胚芽、米糠和麸皮中，精细加工的谷物中维生素 B_1 容易被破坏，所以要多吃粗粮。

维生素 B_6

功能：防止器官衰老，保护免疫功能。

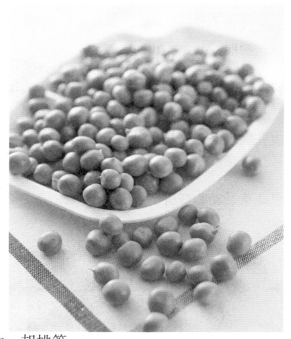

缺乏症：伤口不易愈合，肌肉痉挛，孕妇过度摄入会引起恶心、呕吐。

富含维生素 B_6 的食物：燕麦、小麦麸、麦芽、动物内脏、牛肉、鸡肉、鱼肉、豌豆、大豆、花生、胡桃等。

注意：长期高温作业的人、服用雌激素避孕药的人、服用抗结核药物的人应该增加维生素 B_6 的摄入量。

维生素 B_{12}

功能：提高血液携氧能力，防止贫血，保护大脑神经免受破坏，提高记忆力。

缺乏症：维生素 B_{12} 摄入不足会引发贫血、食欲不振、呕吐、腹泻、毛发稀少。

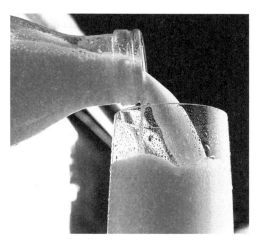

富含维生素 B_{12} 的食物：鸡蛋、奶制品、海鲜、牛肝、羊肉、香蕉、苹果。

注意：纯素食者容易缺乏维生素 B_{12}。

维生素 B_9（叶酸）

功能：缓解压力和贫血，预防口腔溃疡，预防人体血管硬化。

缺乏症：维生素 B_9 摄入不足会引发身体虚弱、失眠、健忘、贫血、口疮、躁动不安。

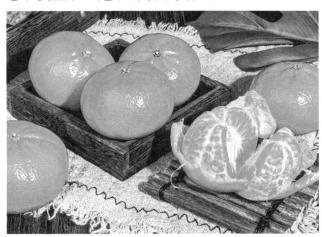

富含叶酸的食物：水果类有橘子、柚子、草莓、猕猴桃；蔬菜类有韭菜、菠菜、土豆、芹菜、生菜、南

瓜、卷心菜；动物内脏包括猪肝、羊肝、猪肾、牛肾等。

注意：妊娠、哺乳期的女性应增加对叶酸的摄入，注意，叶酸与维生素C同服，会抑制叶酸的吸收。

此外，我们要想长久健康，少生病，还要补好矿物质，如钙、铁、磷、锌、镁、钾、硒等。其中，钙可以保证我们的骨骼健康；铁可以为我们注入新鲜血液；钾可以保护我们的心脏；硒可以防癌；铬可以调节血糖。

饮食习惯对我们的健康影响很大，吃错了，病从口入；吃对了，可以用最简单的方式把疾病拒之门外。

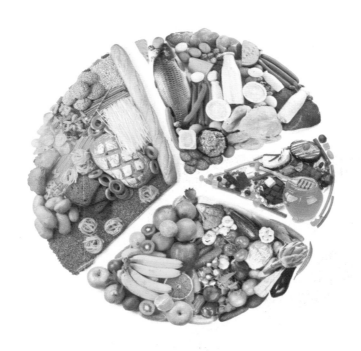

　吃出自愈力

从饮食中获取维生素

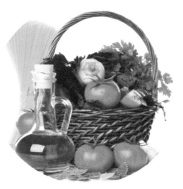

名称	每日所需量	食物来源	备注
维生素A	成人每天大约需要80微克	动物肝脏、蛋黄等。另外，胡萝卜素在进入人体后可转变为维生素A，所以摄取富含胡萝卜素的植物性食物也是一个很好的选择，如胡萝卜、油菜、番茄等	如果每天的摄取量超过3毫克，就有患上骨质疏松的危险
维生素B_1	成人每天的需求量在2毫克左右	谷类的胚芽和表皮含有丰富的维生素B_1，豆类、干果和硬壳果类、动物内脏、瘦肉、蛋类等食物中维生素B_1的含量都很高。此外，有的绿叶蔬菜中也含有丰富的维生素B_1，如芹菜叶、莴笋叶等	如果是高强度脑力劳动、高温、缺氧作业者，或者是运动员，尤其是耐力项目的运动员，应适当地加量补充
维生素B_2	成人每天的需求量在2～4毫克	动物内脏、鳝鱼、蛋、奶等。蘑菇、豆类以及绿叶蔬菜中也含有丰富的维生素B_2，但是在谷类、一般的蔬菜和水果中则含量较少	我国居民缺乏维生素B_2的现象比较普遍，据两次营养调查，居民平均摄入量只有人体需求标准量的一半
维生素B_6	成人每天需要1.5～2毫克	鸡肉和鱼肉等白色肉类中维生素B_6的含量最高，其次是动物肝脏、豆类和蛋黄等，然后是水果和蔬菜。此外，体内的肠道细菌也可以自行合成一部分，因此很少有人缺乏维生素B_6	如果日服100毫克，就会对大脑和神经造成损害，过量摄入还会导致神经疾病，甚至使皮肤失去知觉
维生素B_{12}	成人每天大约需求1～3微克。	动物内脏、奶、肉、蛋、海鱼、虾等，肠道细菌也可以合成一部分	正常人一般不会缺少维生素B_{12}

续表

名称	每日所需量	食物来源	备注
维生素C	成人每天大约需要50～100毫克	新鲜的蔬菜和水果中都含有大量的维生素C，如青菜、韭菜、菜花、苦瓜、草莓、猕猴桃、鲜荔枝等。通常的豆类中并不含有维生素C，但是当豆类发芽长成豆芽的时候，就可以产生维生素C。如果放置过久或者是烹制过火，就会使维生素C遭到破坏，因此生食新鲜的蔬菜和水果是最佳的选择	如果每天的摄取量过多，也会导致腹泻、肾结石等病症
维生素D	成人每天大约需要5微克，儿童、老年人、孕妇则需要10微克	主要存在于动物肝脏、鱼肝油、奶、蛋等食物中，晒干后的青菜中也含有丰富的维生素D。此外，日光浴是获得维生素D的最好办法	如果维生素D摄入过多，也会引起中毒，出现恶心、头痛、呕吐、腹泻等不适
维生素E	成人每天的需求量为10毫克左右，儿童为3～8毫克，孕妇、乳母及老年人为12毫克	主要存在于植物油中，大豆、肉、奶、绿色植物中也含有丰富的维生素E	在饮酒或服用阿司匹林等情况下，要适量增加。如果摄取的维生素E过多，也会出现恶心、肌肉萎缩、头痛等症状，摄入过量还可能导致高血压
烟酸	成人每天大约需要12～21毫克	动物内脏、蔬菜、谷类食物中都含有丰富的烟酸	在缺氧的条件下，需求量会有所增加
叶酸	成人每天大约需要400微克左右	富含于蔬菜的绿叶中，此外，在动物肝脏中也含有大量的叶酸	人工合成叶酸是在肝脏内被吸收的。肝脏吸收人工合成叶酸的量有限，未被吸收的过量人工合成叶酸会进入血液，可能会引起白血病

第四章 科学饮食，养好体细胞

提升自愈力，给细胞做排毒SPA

1908 年诺贝尔医学奖获得者、20 世纪初俄国著名免疫学家梅契尼科夫教授在长期的医学研究中发现，导致人体生病的因素除了病毒和细菌，还有人体内积累的毒素。这些毒素会破坏人体的免疫系统，从内部引发各种疾病。他认为，要想维持人体健康，首要任务是及时排出肠道、血液、淋巴、皮肤中的毒素，提高人体免疫力以及各个脏腑器官的功能。

现代医学研究也得出了同样的结论，人体的过敏、癌症等疾病都和人体器官、血液、细胞中积累了太多毒素有关。那么，这些毒素是从哪里来的呢？

其实，如果仔细观察就可以发现，在我们的生活中，毒素无处不在。比如，我们呼吸的空气中含有粉尘、重金属颗粒以及多种有害气体；我们饮用的水中也可能含有各种病原微生物；食物中含有的毒素更是不胜枚举：不小心吃了发霉的食物，人体就会

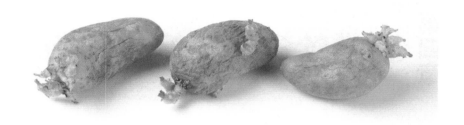

被霉菌和毒素侵害。

即便是新鲜的天然食物中，也含有毒素，如土豆的芽、花、叶及块茎的外皮中含有大量茄碱，茄碱有溶血作用，会破坏人体内的红细胞，造成脑充血、水肿，麻痹神经系统。嫩芽部位的毒素比块茎部分高几十倍甚至是几百倍，所以我们不要吃未成熟的绿色土豆，有黑斑和发芽的土豆也不要吃。

新鲜的黄花菜中含有秋水仙碱，食用后会在人体内生成二秋水仙碱，它是一种剧毒物质，对肠胃道、泌尿系统有害；没煮熟的豆浆中含有皂苷等成分，人喝了以后会腹痛、腹泻；烧烤、腊肉等食物中含有苯并芘，不小心烧焦了的肉中也含有这种物质，苯并芘是世界公认的三大致癌物之一……总之，毒素可以说无处不在，无孔不入。

毒素累积在人体内会诱发很多疾病，比如，毒素累积在肝脏，会影响肝脏的解毒功能，引发脂肪肝、病毒性肝炎、肝癌、黄疸、消化不良、慢性疲劳等；毒素累积在大肠，会引发便秘、小腹肿胀、肠炎、腹泻、失眠、肥胖、头痛、口臭等；毒素累积在血液中，则会引发脑梗、肾衰竭、尿毒症、脑膜炎、心律不齐、心肌炎、心绞痛、静脉曲张、心肌梗死等。

所以，对现代人来说，有效排毒是保证健康最为重要的手段之一。要排毒，除了多做运动、适当补充水分外，还要多吃一些有助于排毒的水果、蔬菜。

一、番茄红素——植物中的强效抗氧化剂

美国《时代》杂志称番茄红素是目前存在于自然界中的强抗氧化剂之一，它可以清除人体的"万病之源"——自由基，保持细胞正常代谢。因为番茄红素最早是从番茄中提取出来的，所以被称为番茄红素。

医学研究发现，番茄红素能调节人体血浆中的胆固醇浓度，可以修复被氧化的细胞，促进细胞间胶质形成，增强血管柔韧度；另外，番茄红素还可以对抗自由基，有效阻止紫外线对肌肤的损害，延缓皮肤衰老。

人体无法合成番茄红素，必须从外界摄取。每个成年人每天需要摄入10毫克番茄红素。如果要预防癌症，或是前列腺疾病患者、肿瘤患者、免

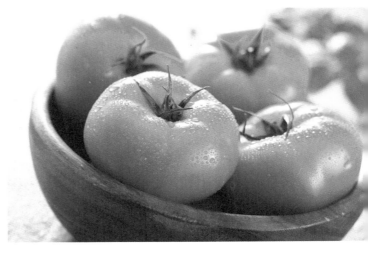

疫功能低下的中老年人群、心血管疾病患者，每天应摄入 24 毫克左右的番茄红素。

要提醒大家的是，番茄红素是脂溶性物质，需要搭配油脂烹饪才能促进它的吸收。富含番茄红素的食物主要有：番茄、胡萝卜、南瓜、木瓜、红薯、番石榴、葡萄柚等。

番茄酱

3 斤番茄，少许植物油，最好是橄榄油。

番茄摘掉蒂叶后清洗干净，用刀轻轻划个十字，放入开水烫 1 分钟后再浸入冷水中方便剥去表皮。将剥皮后的番茄切成小块，放入锅中煮 5 分钟关火，待番茄放凉后放入搅拌机打成番茄糊。

番茄糊放入锅中以小火熬，同时不断搅拌，防止粘锅并加速水分蒸发。当番茄糊不再有水分析出时，加入两小勺橄榄油再充

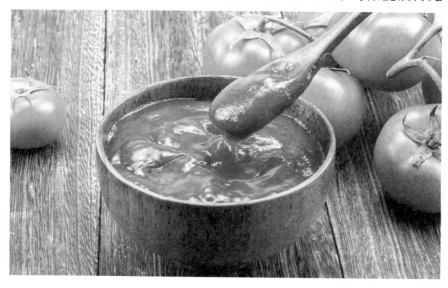

分搅拌然后出锅。

将做好的番茄酱装到无水、无油的冷冻分装盒中冷冻，可以保存半年左右，吃的时候拿一小盒出来即可。

番茄酱可以和肉末、洋葱、番茄一同做成番茄肉酱拌面、拌饭，不但美味而且很有营养。

二、儿茶素——自由基斗士

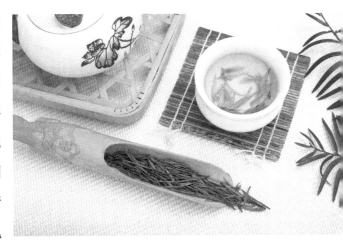

儿茶素是茶叶中的重要成分，可以降低胆固醇，也是一种天然的抗氧化剂，能清除人体内的自由基，保护细胞膜，提高免疫功能，调节血脂、预防心脑血管疾病和癌症。而且，儿茶素还能促进双歧杆菌的繁殖，改善肠道的微生物环境，提高肠道免疫功能。儿茶素还可以阻断致癌物质亚硝胺的合成，在一定程度上预防、抑制癌症。富含儿茶素的食物主要有绿茶、苹果、葡萄、葡萄酒。

最方便、最直接的补充儿茶素的方式就是喝茶。需要提醒大家的是，不要喝存放不足半个月的新茶，因为这种茶含有很多未被氧化的物质，会对胃肠黏膜产生强烈刺激，容易诱发胃病。另外，冷水泡茶可以使儿茶素游离出更多有益健康的水溶性成分，但释放的咖啡因却比热茶要少，冷水泡茶最好选择绿茶、乌龙茶、红茶等。

三、绿豆——解毒能手

中医认为绿豆可以解百毒。药理学研究发现，绿豆富含蛋白质，内服可保护胃肠黏膜，而且，绿豆中的绿豆蛋白、鞣质和黄酮类化合物可以和有机磷农药、汞、砷、铅化合物结合，形成沉淀物，阻止胃肠道吸收，同时还能减少或消除有机磷农药、汞、砷、铅的毒性。

《本草备要》中有"绿豆甘寒，清热解毒，利小便，止消渴，治泻痢"的记载；《夷坚云》中有一则医案，谈到有人服附子过多，头肿如斗，唇裂血流，急求绿豆、黑豆各数粒合嚼食，并煎汤饮之，乃解也。可见，在古代，人们就已经运用绿豆解毒了。

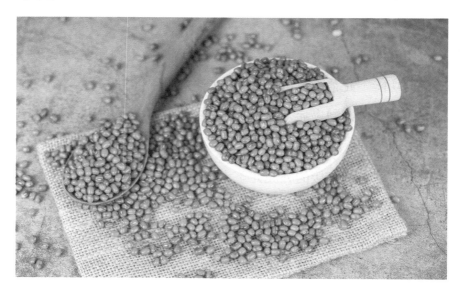

在现代急救案例中，临床发现，绿豆对铅中毒、酒精中毒、野菌中毒、有机磷农药中毒都有很好的辅助疗效。很多有经验的医生在生活中遇到这类中毒事件时，如果不能及时送医抢救，都会先给病人灌下一碗绿豆汤作应急处理，再送医院抢救。

而且，药理学研究还发现，绿豆除具有解毒功效外，还具有抗菌、抑菌作用。试验证明，绿豆衣的提取液可以很好地抑制葡萄球菌；绿豆中的鞣质可以产生抗菌活性，起到抑菌、抗病毒的作用。另外，绿豆所含的香豆素、生物碱、植物甾醇、皂苷等众多生物活性物质可以增强机体免疫功能，间接提高机体的抗病毒能力。

三豆饮

绿豆、黑豆、红豆各 30 克，甘草 5 克，蜂蜜适量。

将三种豆子清洗干净，用清水泡两小时。"三豆"和甘草同时下锅。先用大火烧开，再以小火慢熬。熬至"三豆"熟透时关火。沥出汁液，调入蜂蜜拌匀即可饮用。

"三豆饮" 在中国已经流传了几千年，相传是中医大家扁鹊的处方，具有解毒、清热、利湿的功效。建议每天喝 2 ~ 3

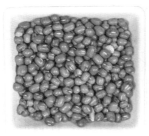
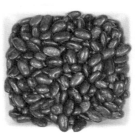
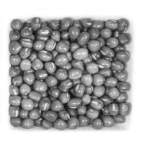

次，连喝 7 天。在喝
"三豆饮"期间，禁
食鱼腥及辛辣食物。

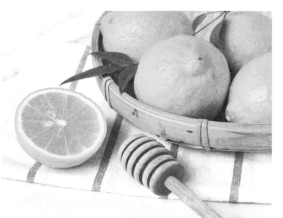

其他可以有效排
毒的食物还有柠檬，
它富含多种维生素，
以及钙、铁、磷等微
量元素，柠檬酸、苹果酸等，能增强机体免疫力，有效排除肺部
毒素，止咳化痰，同时改善血液循环，加速人体内毒素的排出。
每天早起后喝一杯温的柠檬茶，长期坚持可清除血液中的杂质或
是器官组织中的毒素。

糙米也是解毒高手，可分解农药等放射性物质，有效防止人
体吸收有害物质，还可有效提高免疫力、加速人体血液循环、
促进肠道有益菌繁殖，对于预防心血管疾病、贫血、便秘、结

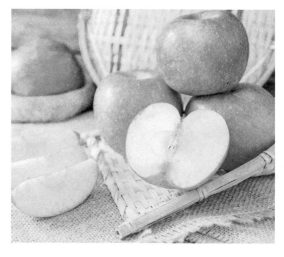

直肠癌等效果显著。糙
米富含膳食纤维，可促
进胆固醇的排出，降低
血脂。

苹果富含多种维生
素和矿物质，膳食纤维
也很丰富，可以有效调
整肠道功能，促进肠道

蠕动，起到通便排毒的作用，减少结直肠癌的发生。

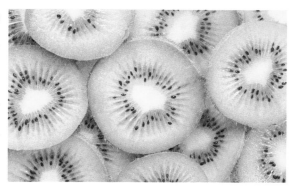

狝猴桃，被称为"果中之王"，富含矿物质、胡萝卜素、多种维生素、优质膳食纤维，可降低胆固醇，促进心脏健康，还可防止便秘，快速清除毒素，阻止有害代谢废物在人体内堆积。狝猴桃中含有的肌醇还能预防和缓解抑郁症。

美食氧吧，细胞的最爱

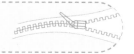

人体组织细胞缺氧就会使细胞产生癌变，最终引发癌症。这是 1931 年诺贝尔医学奖得主、德国著名医学家奥托·海因里希·瓦尔堡教授的重大发现。他指出，一旦人体组织细胞的氧含量低于正常值的 65%，缺氧的组织细胞就会产生癌变，他由此创立了缺氧致病学。

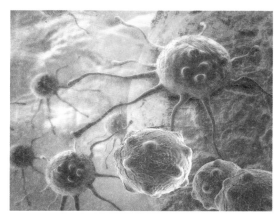

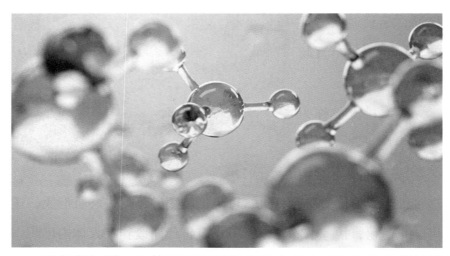

我们都知道，人体活动所需的能量中有七成左右是由糖提供的。研究发现，在缺氧状态下，1摩尔的葡萄糖只能释放52千卡的热能，而在供氧充足的情况下，1摩尔的葡萄糖却可以释放686千卡的热能。

由此可见，充足的氧气是葡萄糖进行有氧氧化进而为人体提供能量的前提。肌肉的收缩、神经兴奋的传导、细胞的生长和分裂、各种腺体的分泌、体温的维持等一系列生命活动所需要的能量都有赖于这个前提。一旦供氧不足，上述生命活动得不到足够的能量支持，人体组织和脏腑器官就会出现功能失调，引发各种疾病。

此外，供氧不足还会造成细胞缺氧，进而带来更为可怕的后果。人体是由无数细胞构成的，正是这些细胞一刻不停地工作才维持了人体的健康。而细胞要正常工作，就必须不断吸收养分和氧气给自己提供能量。一旦细胞的养分和氧气供给不足，细胞就会窒息，感到窒息的细胞为了活下去，就会改变自己的基因，以便让自己能够在缺氧环境下生存，结果就变成了癌细胞。

细胞缺氧除了会引发癌症，还会在人体的中枢神经系统、呼吸循环系统、肢体肌肉中引发各种问题。

细胞缺氧人体会出现头晕眼花、失眠健忘、耳鸣等症状；对于呼吸循环系统来说，细胞缺氧会导致胸闷气短、咳嗽、心跳加速、心悸、胸痛等症状；细胞缺氧，血液对四肢肌肉的氧气供应就会减少，人体就会出现四肢酸痛无力，甚至行走困难。

当然，除了上述症状外，细胞缺氧还会影响内分泌系统、消化系统、循环系统，可以说其影响是全方位的。

那么，细胞为什么会缺氧呢？主要有以下原因。

一、循环系统堵塞

循环系统包括血液循环系统和淋巴循环系统。血液循环系统中，当人体的血管壁增厚时，会妨碍氧气和营养物质从血液进入细胞。另外，血脂升高会使血液变得黏稠，黏稠的血液经过毛细血管时会很困难，也会导致细胞缺氧。

淋巴管道是人体的排污系统，负责处理体内细胞新陈代谢产生的废弃物，如果淋巴管道拥阻，细胞的废弃物就无法排出，细胞内的空间就会被

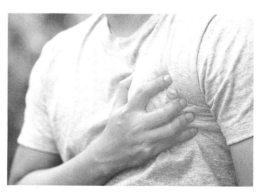

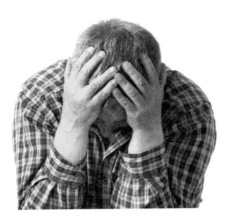

代谢垃圾占据，那么氧气就进不来了。

二、消化道堵塞

如果人体有消化不良、便秘等情况，那么体内产生的垃圾就会被肠道吸收，再经过血液循环流经各个器官，间接造成细胞缺氧。

三、蛋白质、脂肪摄取过多

蛋白质，尤其是动物性蛋白质摄入过多会造成血液黏稠，而且蛋白质摄入过多可能会形成胆结石，降低人体分解蛋白质的能力，而蛋白质滞留在血液中仍会导致血液黏稠。

四、反式脂肪酸附着过多

反式脂肪酸会附着在人体的细胞膜中，就如同海洋洋面被浮游生物覆盖，海洋生物就会因为缺氧而死一样，细胞膜被反式脂肪酸附着后会使细胞无法吸收到氧气，导致缺氧。

五、空气污染

上班族每天大约有 90% 的时间是在室内度过的，而居室、办公室、地铁等环境中，空气的含氧量往往低于 21% 的正常值，加之现代人的心肺功能都比较弱，所以，人体的组织细胞经常处于缺氧状态。

如何改善细胞缺氧呢？

首先，减少动物性食物的摄入量。《中国居民膳食营养素参考摄入量》推荐，成年人的动物性食物摄入量最好控制在每人每天 150 ~ 200 克；少吃富含反式脂肪酸的食物，如面包、饼干、薯片、蛋糕等。这些食物的配料表中往往会有氢化植物油、植物奶油、人造奶油等字样，表明这些食物中的反式脂肪酸含量至少在 50%。

其次，增加含氧食物的摄入。德国生化学家巴维德博士指出，蛋氨酸可以促进细胞对氧气的吸收，而蛋氨酸与 ω−3 脂肪酸相结合产生的化合物，可控制氧气的吸收与释放。因此，我们可以选择富含蛋氨酸和 ω−3 脂肪酸的食材。其中，酸奶、奶酪、海米、淡菜、芝麻、紫菜、腐竹、海藻类、瓜子仁、啤酒酵母等富含蛋氨酸。富含 ω−3 脂肪酸的食物一般都是植物的种子或者果仁，比如亚麻籽、奇异籽、核桃仁、杏仁、松子仁等。我们可以把其中的一些坚果当成零食来吃，既补充能量又能给细胞

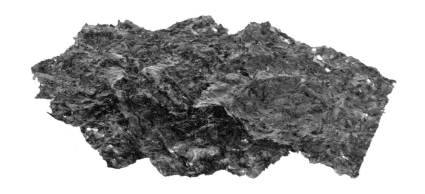

吸饱氧，一举两得。

芹菜

芹菜富含黄酮类物质，可以改善人体的微循环，微循环的功能是实现血液和组织血细胞之间的物质交换，输送氧气和营养物质，排出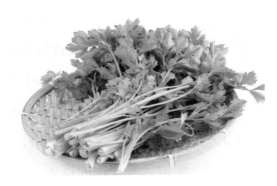代谢物。微循环顺畅，人体细胞的氧气和养分就充足。而芹菜中还含有丰富的膳食纤维，在被消化的过程中会产生一种叫作肠内脂的物质，这种物质是一种抗氧化剂，可帮助人体清除肠道毒素，降低胆固醇、降低血压。

芹菜最简单直接的食用方法是洗干净后直接切段，煮水代茶饮，或是用新鲜的芹菜榨汁喝，不但促进人体微循环，还可以降糖、消脂、降压。

苋菜粳米粥

苋菜不含草酸，可以促进人体对钙、铁等营养成分的吸收，还可以增加血红蛋白的含量，提高细胞的携氧能力，改善缺铁性贫血症状。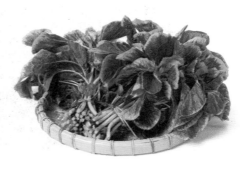

常喝苋菜粳米粥可以健脾强体，改善体虚、大便不畅、肠炎、痢疾等症状。

苋菜粳米粥的做法：苋菜 50 克，粳米 50 克，先将食材洗净，然后粳米下锅熬煮到发软饱胀，下入苋菜，至粳米苋菜都软烂后即可食用。

红景天茶

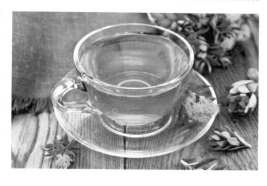

红景天是一种药食同源的食材，它能迅速提高人体血红蛋白与氧的结合能力，增加血液的载氧能力，提高血氧饱和度，降低机体的耗氧量，可以抗缺氧、抗疲劳。

红景天可以增强人体代谢系统、循环系统、神经系统、内分泌系统、免疫系统的自我调节能力，使体内的血红蛋白、血糖、心脑血管功能恢复到正常水平。

红景天可以直接泡水代茶饮。取红景天 4 克，研成粉末，冲入沸水，加盖闷 8 分钟左右即可饮用。红景天的用量不能多，每次内服量控制在 3 ~ 10 克。儿童、孕妇慎用，正在发热、咳嗽的人不建议服用。

细胞多营养，能消灭50%慢性病

美国著名营养学家、1954 年诺贝尔化学奖得主莱纳斯·鲍林在研究中发现，当人体细胞长期缺乏营养时，就容易罹患多种疾病。比如，蛋白质长期摄入不足就会引发免疫力下降，人就容易感冒甚至患上癌症；人体细胞长期缺乏多不饱和脂肪酸，人就容易患心脑血管疾病；人体细胞长期缺乏维生素 A，人就会患干眼症，等等。莱纳斯·鲍林由此创立了细胞分子矫正学，这一学说认为，如果已然发生病变的细胞能够得到均衡的营养，那么，这些细胞就可能逐步恢复正常。

同样，现代营养学认为，人体组织细胞要进行正常代谢，除

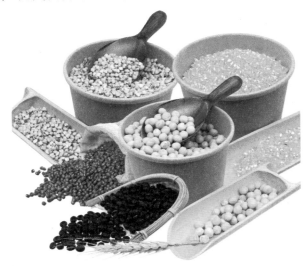

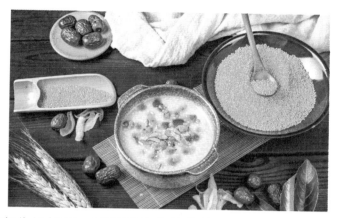

了需要充分的氧气，还需要均衡的营养，即蛋白质、脂肪、碳水化合物、维生素、矿物质、纤维素和水。现代临床中的很多慢性病，有50%都和饮食结构、饮食方式不合理有关。我们从中可以看出，营养均衡对人体健康的重要性。对此，我们的祖先也是早有论断，《黄帝内经》提出的"五谷为养，五果为助，五畜为益，五菜为充，气味合而服之，以补精益气"，强调的正是营养均衡的观点。

所谓"五谷为养"，是指以五种谷物为主要食物，营养我们的身体。五谷，在古代有很多种说法，《黄帝内经》中，五谷是指稻、黍、稷、麦、菽。即今天所说的水稻、黄米、小米、小麦、豆类。古人认为，五谷，是五种谷物的种子，而种子，是植物的精华。食用五谷精华，不仅保证了饮食的多样性，而且五种谷物对人体五脏都有特殊功效。

比如，中医认为，五谷中的稷，即小米，是五谷之首，具有很强的健脾作用。《本草纲目》记载，小米能营养肾、脾、胃等脏腑，有清热解渴、健胃除湿、补益虚损、解毒、和胃安眠的作用，特别适合有内热或者脾胃虚弱的人食用。

在炎炎夏日，正是健脾的关键时期，常喝红豆小米粥，不但能健脾胃，还可以祛湿。

红豆小米粥

小米、红豆各50克，冰糖适量。

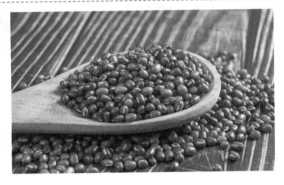

小米、红豆洗净，红豆清水浸泡4小时。先将红豆放入锅中，大火煮沸后转小火慢熬，熬至红豆微微发软后再放入小米继续熬，直到小米和红豆都熟透，出锅前加冰糖至溶化即可食用。

红豆，也叫赤小豆，有健脾化湿、消肿解毒的作用。俗语有"谷里加豆，营养赛肉"的说法，意思是，在谷物中加入豆类，营养会更丰富。因为谷物中的蛋氨酸含量高而赖氨酸含量低，而豆类正相反，两者搭配可以互补，使营养最大化。红豆小米粥，常常被养生达人看作是健脾除湿的盛夏佳品。

同样，五谷中的小麦有"五谷之贵"的美称。《本草拾遗》记载："小麦面，补虚，实人肤体，厚肠胃，强气力。"在中医典籍中，小麦具有除烦止汗、养心安神的作用，可调理心烦失眠、自汗盗汗的症状。

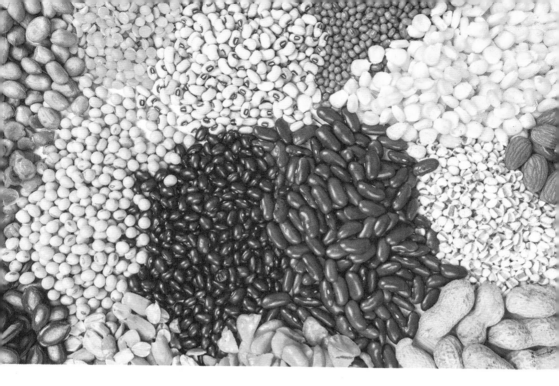

　　五谷中的水稻重在润肺，具有补中益气、滋阴润肺、健脾和胃、除烦渴的功效，可以调理肺热燥咳、便秘等病症。古人养生常用大米做粥来滋养津液，调理因为肺阴虚造成的咳嗽、便秘。

　　五谷中的黄米重在养护肝脏，具有养阴利肺、润肠的功效，可以调理阴虚火旺、失眠的症状。古人有喝黄米酒来滋肝养肾、开胃消食的养生习惯。

　　五谷中的豆类重在补肾，"豆家族"主要有黑豆、黄豆、绿豆、红豆、扁豆、豌豆等，其中黑豆被称为"肾之谷"。《本草纲目》记载黑豆有补肾养血、清热解毒、活血化瘀、乌发明目、延年益寿等功效，常喝黑豆豆浆或黑豆粥可以调理肾虚、水肿等症状。

　　再来说说"五果为助"。五果主要指大枣、李、杏、栗、桃

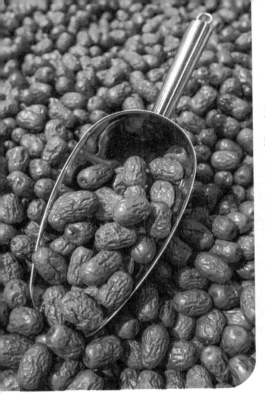

五种果品。《黄帝内经》记载，五种果品对应五味：大枣甘、李酸、栗咸、杏苦、桃辛。五味可以补五脏，有助于人体脏腑器官的营养。尤其是大枣，可滋补身体，补充元气，还有调和五脏、平衡阴阳，生津液的作用，可以抗过敏、益智健脑，防癌、抗癌。

大枣曾被我国古人奉为"仙果"。《神农本草经》记载，大枣能"长肌肉，益气，久服耐寒暑，不饥渴，不老神仙"。我国民间一直流传着"一日吃三大枣，终身不显老""每天吃大枣，郎中少找"的说法。大枣入药，可以调理很多病症，如：大枣配黑豆，可调理贫血；大枣配乌梅肉、浮小麦，可调治盗汗、虚汗。

现代营养学也非常重视果品的营养价值，并将五果的含义扩展为鲜果、干果和坚果。新鲜的水果中含有丰富的糊精、单糖、柠檬酸、苹果酸等，对人体健康大有裨益。干果中如葡萄干、桑葚干、大枣干、蓝莓果干等，都含有丰富的蛋白质、多种维生素、微量元素，具有补肝护肾、增强免疫力的作用。而坚果如核桃、板栗、杏仁等，富含人体所需的多种氨基酸、不饱和脂肪酸、膳食纤维、矿物质等，可以预防多种与营养有关的慢性病。

《黄帝内经·素问》中提出"五畜为益"，意思是以五畜的肉补益人体的精血，以弥补五谷营养之不足。这里的五畜为牛、狗、猪、羊、鸡，《黄帝内经》认为进食五畜的肉具有填精益髓、补益气血、强壮身体的功效。

比如，牛肉对应五味中的甘味，性温，可入脾养脾，可补肺，有补中益气、滋养脾胃、强健筋骨、化痰息风、止渴止涎的功效，适宜于中气不足、气短体虚、筋骨酸软、久病贫血、面黄体瘦、头晕目眩的人食用。

狗肉对应五味中的酸味，性温，狗肉入肝养肝，可补心，有温补脾胃、补肾助阳、补血脉的功效，适合调理腰膝冷痛、小便清长频数、水肿、阳痿、脾胃阳虚、脘腹胀满、腹部冷痛等症状。

猪肉对应五味中的咸味，性微寒，可入肾养肾，可补肝，可滋阴补血、补肾润燥，可以调理热病伤津、肾虚体弱、产后血虚、燥咳、便秘等症状。

羊肉对应五味中的苦味，性大热，入心养心，可补脾，能够温补脾胃、补中益气、壮阳益肾，现代营养学认为，羊肉富含蛋白质、磷脂，而脂肪、胆固醇含量少，适合调理体瘦畏寒、腰膝酸软、产后血虚宫寒、肺结核、体虚胃寒、气管炎等症状。

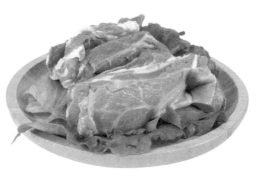

鸡肉对应五味中的辛

味，性微温，入肺养肺，可补肾，是补虚良药，可填髓补、温中益气，可以调理气虚食少、月经不调、头晕心悸、水肿、遗精、耳聋、耳鸣的症状。

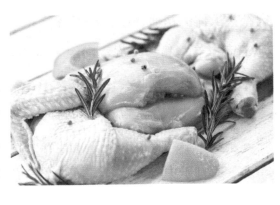

《黄帝内经》同时也指出，五畜之肉虽然对人体有补益之功效，但如果食用过度或食用不当却会危害人体健康，导致脏腑功能失调，严重的甚至会危害生命。比如，食用狗肉时不能烤炙，否则容易引发代谢失调；再比如，孕妇不能吃羊肉，羊肉性大热，孕妇吃了容易滋生内热，引发胎动；另外，夏秋季节比较燥热，吃热性比较大的羊肉容易上火，引发内热。

最后说说"五菜为充"。明代大医李时珍曾提出："五菜为充，所以辅佐谷气，疏通壅滞也。"意思是：五种不同的蔬菜作为主食的辅助和补充，可以助人体消化谷类，疏通肠道。这一理念和现代营养学的认识基本一致，现代营养学也认为，蔬菜中的纤维素可以促进胃肠蠕动，有助于消化。这里的"五菜"是指"韭、薤、葵、葱、藿"五种蔬菜。《黄帝内经》曾阐述说："葵甘，韭酸，藿咸，薤苦，葱辛。"五菜正好对应五味，可见，我国古人是选取这五种蔬菜为代表，其实是泛指所有味道的蔬菜。

五菜中的葵，又叫"冬葵"或"野葵"。《本草纲目》中把葵称为"五菜之主"，多生长于四川、重庆、云南、贵州一带，叶和梗可食，清炒或煮粥嫩滑爽口。中医认为葵可以健脾、提振胃气，润大肠，助消化。但是孕妇吃了会导致滑胎。

韭，即韭菜，初春的韭菜最好吃，营养价值也很高，含有胡萝卜素、蛋白质和多种维生素，韭菜可以炒鸡蛋、做韭菜馅饼、韭菜馅饺

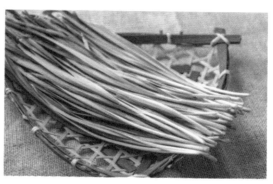

子。中医认为，韭菜归心经，可安五脏、除胃热，具有补虚益阳、开胃的功效，能调理腹中冷痛、泄精、腰膝寒凉的症状。

葱，即大葱。中医认为煮葱白可以发汗，治疗风寒感冒。葱还有安胎、除肝中邪气的功效。

薤（xiè），即藠（jiào）子或藠头，气味辛辣，中医认为薤可以治疗金疮，可以除寒热、去水湿、止痢疾。

藿，也叫豆藿，即"豌豆尖儿"，古时老百姓在饥荒年把豆藿当救命粮，现在的四川、重庆一带喜欢用豌豆尖儿涮火锅，或是清炒、煲粥、煮汤、凉拌。中医认为豆藿可以利尿、消肿、止痛。

现代营养学认为，蔬菜富含大量的膳食纤维、多种维生素和矿物质，能够弥补谷类主食的营养不足。

水是百药之王，我们要让细胞喝饱水

水是生命之源。世界卫生组织调查表明：全世界80%的疾病和50%的儿童残疾都和饮用水水质不良有关。饮用水水质不良会引发消化系统疾病、传染病、皮肤病、糖尿病、癌症、结石病、心血管病等，全世界每年因为水污染而死亡的人数高达数千万。

健康的人体组织器官中含水量一般都在70%左右，而血浆、脑脊液的含水量更是在90%以上，甚至连我们的骨骼中都含有16%～46%的水分。当人体失水量达到体重的2%时，人就会感到口渴；当失水量达6%，人就会感到乏力、抑郁；当失水量大于20%又未能及时补充时，人体的组织器官就无法获得充分的营养，也无法及时排出细胞代谢的废物和毒素，这些正常的生理活动一旦失调，就会危及生命。

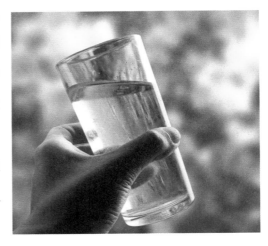

水不但是人体正常生理活动的重要媒介，而且还有以下重要作用。

一、保证人体细胞正常活动

正常人体细胞活动所需要的氧气和养分有赖于血液的输送，而人体细胞活动代谢所产生的垃圾要排出体外，还需要淋巴系统的循环来帮忙，而这一切的前提是，血液、淋巴系统的含水量都在90%左右，可以保证血液、淋巴液能够在整个人体内顺畅地流动。

二、调节体温

人体的正常体温一般是37℃左右，能维持这种恒定的、对人体健康有益的温度，首先要归功于血液的调节作用。

血液在人体循环流动时会对全身各处的温度进行调节。当人体的某个部位温度过高时，体温调节中枢会使血管扩张，加速血液循环，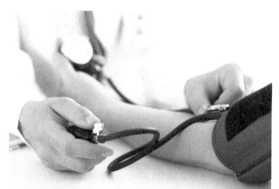
让多余的热量通过出汗、呼吸散发出去；如果人体的某个部位温度较低，血管在体温调节中枢的作用下会收缩，减少热量的散发，体温因此能基本保持恒定。而这一切的前提，也是血液的含水量要保持在90%左右。

三、水保护眼睛少受伤害

当我们的眼睛暴露在强光下、接近灼热物体或是被洋葱、大葱刺激时，眼睛就会自动产生泪水，阻隔高温传导、外界刺激，

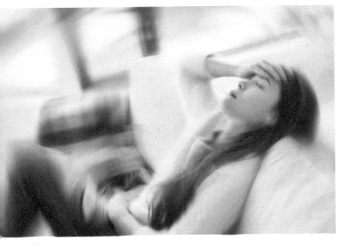

对眼睛进行保护。

此外，人体内保持充足的水分，还有利于排出结石、预防卒中、减少心脑血管疾病。所以，"水是生命的源泉"，这句话确实有一定的科学道理。

怎样才能知道我们的身体是水分充足还是缺水呢？当人体细胞缺水时，我们的身体会自动发出一些信号，提出警示，比如：

（一）眩晕：如果我们身体一向健康，最近却突然感到头晕目眩，就要考虑是不是体内缺水了。因为缺水会引发低血压性的眩晕。血液的含水量达90%，水分不足会使血压降低，而血压下降就会导致大脑供血不足，引发眩晕。

（二）频繁眨眼：干眼症患者会频繁眨眼，还会不自觉地闭眼，并伴有流泪和刺痛感，这可能预示着身体缺水使泪液分泌不足，造成眼球干燥，人体为了防止眼球水分蒸发而采取强制保护机制——频繁眨眼。

（三）便秘：食物中的营养被人体吸收后，食物残渣会通过大肠排出体外，这个过程中，水分起着润滑剂的作用。如果体内水分不足，粪便在通过肠道时，会变得又干又硬，就会出现便秘。

（四）体臭：当我们出汗时，除了带走一部分水分，同时也会带走皮肤分泌的一些废弃物。如果我们体内缺水，皮肤无法排汗，也就无法带走废弃物，积累起来就会散发出令人不快的气味，加剧体臭。

此外，体内缺水，还会让人感到全身乏力，情绪烦躁、焦虑。

所以，要想身体健康，我们就要适当补水，正如一些中医专家所说的那样："药补不如食补，食补不如水补，水是百药之王。"

豆浆

选择色泽鲜艳、有光泽的大豆，提前浸泡几小时，一般来说5～6小时，大豆变得饱胀就可以放入豆浆机中打浆了。

豆浆可以充分地为人体补充水分，而且大豆有很高的营养价值，大豆中含有人体必需的八种氨基酸，此外，大豆中的赖氨酸，比谷类高10倍。大豆中还富含不饱和脂肪酸、大豆卵磷脂、大豆异黄酮、膳食纤维，以及多种微量元素和维生素。《本草纲目》中记载，豆浆有"利水下气，制诸风热，解诸毒"的功效。常饮豆浆，对身体大有裨益。

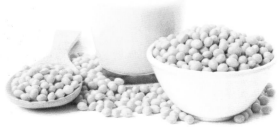

大豆经过浸泡、打浆、加热后，大豆蛋白

的吸收率可以达到90%，但干炒大豆，蛋白质在人体内的吸收率一般只有48%。而且，豆浆中含有的寡糖可以促成肠道菌丛生态健全，减少肠道毒素，是整肠、体内环保、促进正常排便的好帮手。

制作豆浆的过程比较简单，但是要注意的是，豆子要充分浸泡，这样可使豆子中的营养物质充分释放，更利于人体消化吸收，也会使豆浆的味道更加鲜美、出渣率低。

另外，避免豆浆的假沸。豆浆打制的过程中会产生泡沫，看上去像被煮沸了一样，这其实是豆浆的有机物质受热膨胀造成的假沸腾，此时的豆浆并没有煮好。饮用未煮熟的豆浆会引发恶心、呕吐、消化不良。所以，豆浆打完后，最好放在砂锅里煮几个滚开，这样喝着更安全。

补充体内水分，中医的方法除了多饮水外，就是多吃流质饮食，比如喝一些汤汁或是清粥。

乌梅白糖汤

选三四个乌梅，要选那种椭圆形、个头大、果肉比较柔软的乌梅，然后加两勺绵白糖，大火烧开，小火慢煮，煮到乌梅软烂就可以喝汤了。

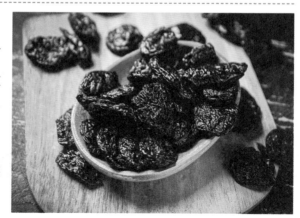

乌梅白糖汤可以迅速补充水分，要比直接喝水更容易被人体吸收，而且还能收敛肝火。

另外，平时总感觉口干舌燥的人，也可以用榨汁机榨梨汁、藕汁、橙汁、番茄汁、茅根汁来补充体液，或者多摄入枇杷、西瓜、绿豆汤、冬瓜汤等。

让身体做主，顺应"食物钟"进食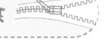

《黄帝内经》中有"春夏养阳，秋冬养阴"的说法，意思是春夏季节要注意保养阳气，以免寒湿之邪伤了人体的阳气。秋冬时要注意滋阴防燥，不要贪食酒或辛辣的东西，以免生内热，伤了人体的阴血。同时，这本典籍还提到"必先岁气，无伐天和"，意思是治病、养生要注重自然界的变化，要因时、因势制

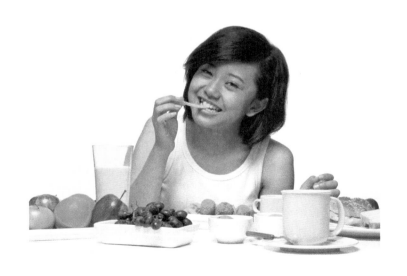

宜，必须顺应天地间的自然规律，不可违反天人相应的训诫。

这些话都在告诫我们：无论是保持健康还是治疗疾病，都要顺应自然规律，顺应人体的需要，做到天人合一，不能破坏自然规律，损害人体的自愈能力。具体来说，就是让我们的身体做主，找到适合自己的方法，这才是保护自愈力最好的方法。比如，遵照身体的需要，按照最佳的"食物钟"进食。

一、早起喝汤或粥

多数人在起床后都不太有胃口，早餐最好吃些软烂易消化的粥或面条，如果是一些油腻、煎炸、干硬或是刺激性的早餐，可能会导致消化不良。

而一些容易消化的温热、柔软的食物，如面条、菜粥、馄饨、豆浆、牛奶等，就比较适合，特别是那些脾胃虚弱的人，更应该避免吃干硬、油腻、辛辣的食物。这样的食物不但很难消化，还损伤胃黏膜。而蔬菜粥、小米粥、山药粥、大枣粥、南瓜粥、海鲜粥不但容易消化、有营养，而且还可以滋养脾胃。

当然，如果早餐只喝粥，远远不足以提供我们在一上午所

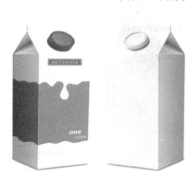

需的能量。一般来说，早餐所提供的总热能占一天食物热量的25% ～ 30%，所以，除了粥之外，早餐还可以再加一点鸡蛋、面条、馄饨、清淡的蔬菜之类，这类食物提供的热量比较均衡、

持久，也更有饱腹感。可以保证我们一上午都能量满满地工作和学习。

早餐不但要吃对，还要吃得适时，最好在早上 7 点到 9 点，因为我们的祖先曾总结出一个古老的养生经验就是：每天 7 点到 9 点，是胃经最为活跃的时候，这个时候吃早饭，不但容易消化，而且容易吸收营养，滋养身体。

二、午餐要多样搭配

午餐所提供的总热量一般占一天食物热量的 40%。午餐重在搭配，除了要注意荤素搭配外，还要做到粗粮和细粮的搭配。午餐的主食可以是米饭、杂粮、馒头、肉类、蔬菜。

另外，午餐要注意蛋白质和膳食纤维的摄入。比如高蛋白的肉类，瘦肉、鱼肉、海鲜等；膳食纤维丰富的食物多以蔬菜为

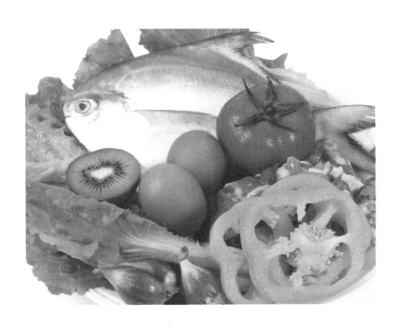

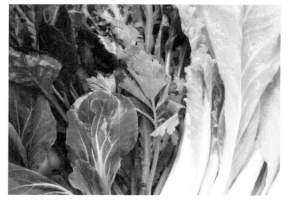

主，如芹菜。在办公室久坐不动的人，尤其要注意适当食用膳食纤维丰富的蔬菜，促进肠道蠕动，防止便秘。当然，也要适量，过量食用膳食纤维丰富的食物会导致营养物质流失，长期如此甚至会营养不良。而且，对一些体质敏感的人来说，过量的膳食纤维可能还会引起腹胀、腹痛、恶心。

和早餐一样，午餐也要吃对时机，最好在中午 11 点半到下午 1 点半，这个时候心经比较活跃，而心火生胃土，有利于消化吸收。

三、晚餐要清淡

晚餐所提供的总热量一般占一天食物热量的 30% ～ 35%。晚餐最好清淡饮食、营养均衡。主食要注意粗粮、细粮搭配，精面馒头或是米饭中可以加入燕麦片、高粱面等粗粮，也可以适当加一点豆类、谷类，可以保证纤维素摄入，也有利于肠道蠕动。不过也要注意适量，如果大量摄入粗粮，可能会延迟胃排空的时间，引起腹胀、消化不良，影响睡眠。

蔬菜方面，可以选择富含维生素的叶类蔬菜，如莴苣。另外，还可以吃一些鱼虾、瘦肉类等富含优质蛋白的食物，要少吃脂肪含量高或油炸的东西，以及甜食、辛辣、生冷的刺激性食物，否则会影响消化，也容易引发肥胖。有些爱美的减肥人士往往不吃晚饭，这是绝对不可取的。晚上空腹不但会诱发低血糖，长期如此还会导致脾胃虚弱，反而容易使体内堆积毒素和垃圾，引发肥胖，而且还会让人肌肉松弛、浑身乏力。

晚餐时间最好在下午 5 点到 7 点。这一时段是神经活跃的时候，在这个时间段进食，不但有利于消化，更有利于吸收食物的精华，让身体获得充足的营养。

四、选对零食时间

营养专家认为，进食 4 个小时后，人体内的碳水化合物会消耗殆尽，大多数人在此时都会感觉疲倦，精神涣散，注意力不集中。所以，对于下午要长时间工作的上班族来说，在下午三四点钟，吃点小零食补充一下能量，会让人更加有精力应对接下来的工作和学习。

最好选择营养丰富并且脂肪和糖分含量相对较低的食品作零食，如坚果、海苔、果蔬干片等。还可以选择橙子、苹果、香蕉等水果。

五、"喝水"的五个"黄金段"

（一）早起第一杯温水。早起后喝一杯温开水，不但可以补充水分，还可以冲淡一个晚上体内在新陈代谢过程中累积的毒素。而且，温水还有润肠的作用，有助于早起顺畅排便。早上不建议空腹喝咖啡，一定要在早餐后喝咖啡或茶，可以减少对肠胃的刺激。

（二）到办公室后先喝一杯温开水。上班族一大早挤了一路地铁、公交，好不容易到了办公室之后，要先喝一杯温开水，确保体内不缺水分，有利于给肠道排毒，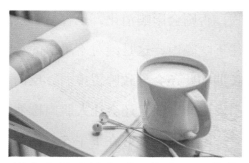精力十足地投入到工作中。工作期间，可以适当喝点咖啡和茶，提神醒脑补充水分。

（三）中午一杯温水。中午饭前适当喝一杯温水，可以活化细胞，滋润肠胃，有利于促进消化吸收和减肥。

（四）下午一杯茶水或饮料，可以提神醒脑，提高身体代谢，舒缓疲劳，养足精气神。

（五）睡前半小时一杯温牛奶，可以预防血稠，增进血液循环。有人喜欢早上喝一杯牛奶，其实，晚上入睡前半小时喝牛奶也非常不错。晚上喝牛奶可以使奶中的优质蛋白质得以保存，而且，牛奶还可以助你酣然入梦。

我们聪明智慧的身体自带生物钟，什么时间进食最好，身体有自己的节律，我们能做的就是遵照身体本能的需要，按照最佳"食物钟"来进食，这样就能在充分享受美食的同时，吸收最多的营养。

中国人的健康膳食金字塔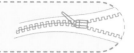

　　我们常用"民以食为天"来形容温饱问题对我们每一个人的重要性。当生活水平极大提高后,这句话后面还要加上一句——"食以健康为先",意思是,我们现在不但要吃饱,还要吃得好,吃得有营养。要想吃得有营养,我们就要了解食物的营养,学会合理搭配日常饮食,懂得在食物之间取舍,以获取更多的营养。如果我们每天的饮食都吃得营养均衡、营养丰富,那么,我们的自愈力就会更强大。

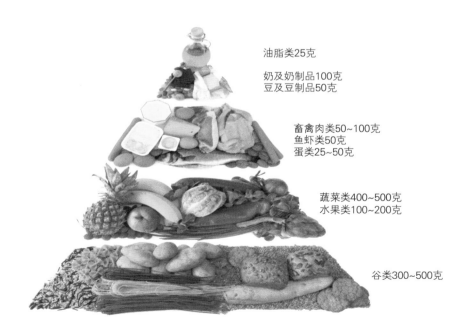

油脂类25克

奶及奶制品100克
豆及豆制品50克

畜禽肉类50~100克
鱼虾类50克
蛋类25~50克

蔬菜类400~500克
水果类100~200克

谷类300~500克

为了使中国百姓吃得更健康、更有营养。我国从 1989 年开始，每隔一段时间就会推出一版《中国居民膳食指南》，聘请中国疾控中心营养与健康所的专家、国内著名医科大学教授等，通过分析近年来我国普通百姓膳食营养问题和膳食模式，以及食物与健康科学报告等，编写最符合国人营养状况的《中国居民膳食指南》。

2022 年，中国营养学会正式发布了最近一期的膳食指南——《中国居民膳食指南（2022）》。

这一版的指南为我们中国人量身定做了一份日常膳食营养清单。在这份清单中，专家们依靠当前最前沿、最科学的数据，根据食物与健康之间的关系，为我们搭建了新的健康饮食金字塔，在"吃什么""怎么吃"的问题上，给我们提出了非常好的建议。下面，我们就按照塔基到塔顶的顺序，来了解一下这份膳食指南。

金字塔塔基：每天的膳食要以谷类为主，包括谷类、薯类。

功能：供应一天的活动所需热能，补充消耗，保持体温。

营养成分：含淀粉质、少量 B 族维生素及植物性蛋白质，全麦食物含纤维素。这里所说的全谷物是指小麦、玉米、燕麦、大米、高粱等谷物的全部可食部分。其基本组成包括淀粉质胚乳、胚芽与皮层。全谷物不仅含有丰富的蛋白质、碳水化合物（禾谷类作物的碳水化合物含量很高，是人体最理想的热量来源）、脂质、B 族维生素、矿物质和膳食纤维，还含有多酚、类胡萝卜素、植酸、维生素 E、鞣质等常见抗氧化成分，而且还含有一些 γ−谷维素、烷基间苯二酚、燕麦蒽酰胺等果蔬中少见的有很高营养价值的抗氧化成分。

健康摄取量：作为日常主食，总摄取量远远高于其他类食物。具体来说，每天应摄入谷类 200 ~ 300 克，其中包含全谷物和杂豆类 50 ~ 150 克，薯类 50 ~ 100 克，每天摄入 12 种以上食物，每周 25 种以上，做好荤素搭配、主副搭配。

要求：注意多样化，注意合理搭配。以谷类为主，水果要选应季的新鲜水果，注意多样化，可以当成零食在单位下午茶时间或在家中做餐后水果，争取每天都要吃上两种以上水果。

土豆胡萝卜焖饭

土豆、青豆、胡萝卜、盐各适量。

土豆、胡萝卜洗净去皮切丁，青豆洗净沥水备用。

锅中放植物油或猪油，油热后先下胡萝丁煸炒 5 分钟，再加入土豆、青豆一起翻炒，加盐调味，翻炒过程中可淋少许清水，待翻炒入味后出锅备用。大米淘洗干净放入电饭煲，把炒好的土豆、青豆、胡

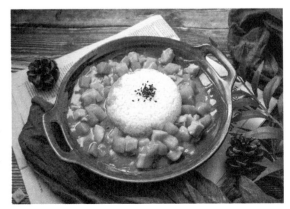

萝丁平铺在大米上，加水至稍微没过米，按下煮饭键，约半小时一锅营养丰富的土豆 胡萝卜焖饭就做好了。

金字塔第二层：多吃蔬果、奶类、全谷类、大豆

功能：蔬菜水果可以为人体提供丰富的微量元素、膳食纤维，可以降低心血管疾病的发病和死亡风险，特别是十字花科蔬菜，如西蓝花、小白菜、萝卜等以及绿叶菜，可降低肺癌的发病率；而全谷物对减肥人士更为友好，

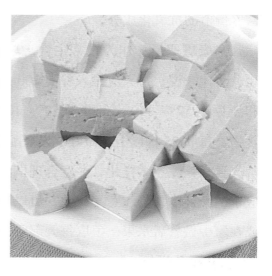

可减缓体重增长；大豆及豆制品富含多种营养物质，可以有效降低绝经后女性骨质疏松、乳腺癌的发病风险；牛奶及其制品可以提高儿童和青少年的骨密度，酸奶能够改善便秘。

营养成分：含丰富维生素 A、维生素 C、各种矿物质及纤维素，奶类中的钙质含量丰富，可维护牙齿及骨骼健康。

健康摄取量：蔬果、奶类、全谷类、大豆是平衡膳食的重要组成部分，合理膳食要保证每天摄入的新鲜蔬菜不少于 300 克，其中深色蔬菜应保持占比 1/2；还要保证每天摄入 200 ～ 350 克的新鲜水果，不可以用果汁代替鲜果；每天保证摄入 300 ～ 500 克的各类奶制品，品类一定要多样化，鲜牛奶、酸奶、奶酪、

奶粉有着不同蛋白质浓度，风味也不同，可以换着不同品类多尝试。坚果要适量吃一些。

要求：豆类食品，既可以放在米中一起煮杂粮米，也可以每周轮换着吃豆腐、豆腐干、豆腐丝等，既变换了口味，又营养丰富。

杂粮饭

大米 50 克，红豆 20 克，黑米 20 克，小米 20 克，高粱米 20 克，薏苡仁 10 克，燕麦片 20 克，糙米 20 克，大枣 2 颗，南瓜切块。

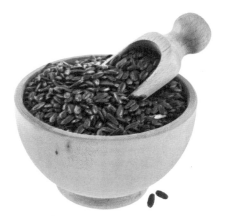

把所有米淘洗干净，除燕麦片外，其他米加入适量的水浸泡 2 小时。红豆不容易煮熟，所以要先煮红豆至豆粒饱胀，再下其他食材。加入水，水面高出米面一个指节，电饭锅按煮饭模式烹煮即可。吃的时候配上炒菜或是凉拌菜，营养会更丰富。

金字塔第三层：适量吃鱼、禽、蛋、畜瘦肉

功能：肉类等可维持新陈代谢，促进儿童生长发育。

营养成分：肉类含有丰富的蛋白质、多种维生素及脂肪，肉类中的铁质含量特别丰富。

健康摄取量：鱼、禽、蛋类和畜瘦肉摄入要适量，平均每天保证摄入量为 120 ~ 200 克。每周最好吃鱼 300 ~ 500 克，蛋类

300 ~ 350 克，畜禽肉 300 ~ 500 克。

要求：少吃经过深加工的肉制品。鸡蛋营养丰富，吃鸡蛋不弃蛋黄。优先选择鱼，少吃肥肉、烟熏和腌制肉制品。

酱牛肉

这里给忙碌的上班族推荐酱牛肉，可以在有空的时候多做一点，然后分装冷冻，想吃的时候就拿出一份来，和米饭一起蒸一下就可以吃，比很多炒菜要方便。

牛腱子 1 公斤，大葱、八角、桂皮、香叶、大蒜、冰糖、生姜片、小米辣、生抽、老抽、料酒、蚝油、黄豆酱各适量。

牛腱子先用冷水浸泡 2 小时以上去除肉中瘀血，其间视情况换水，泡到水相对清一些，这道工序可以去除肉的腥味。

牛腱子冷水下锅，加生姜片、料酒焯水打沫。

碗中加入生抽 2 勺、老抽 1 勺、料酒 1 勺、蚝油 1 勺、黄豆酱 1 勺，充分搅拌调成酱汁，可根据个人口味加减量。

打完沫的牛肉放入锅中，加大葱、八角、桂皮、香叶、大蒜、冰糖、小米辣，大火烧开，小火慢炖半小时后放入酱汁，再炖一小时，用筷子能戳进肉里就说明肉熟了，出锅后切片分装放冰箱冷冻。

吃出自愈力

金字塔塔顶：少盐少油，控糖限酒

功能与养分：适量摄入盐有助于维持体液平衡，身体缺盐时，会出现低钠血症，而适量的糖和脂肪能够直接或间接为人体生理活动及日常活动提供所需热能。

健康摄取量：成年人每天摄入盐不超过 5 克，烹调油 25 ~ 30 克。控制添加糖的摄入量，每天不超过 50 克，最好控制在 25 克以下。反式脂肪酸每天摄入量不超过 2 克。不喝或少喝含糖饮料。未成年人、孕妇、乳母以及慢性病患者不应饮酒。成年人如饮酒，一天饮用的酒精量不超过 15 克。

要求：清淡饮食，少吃高盐、油炸食品。高盐饮食会增加尿钙的排泄量，进而导致体内钙质流失，这可能增加骨质疏松和骨折的风险。摄入过多的盐分会增加肾脏的负担，增加心脏病、卒中和肾脏疾病的风险。

过多的糖分和脂肪的摄入有可能会影响血压、血糖、血脂，导致肥胖、糖尿病，诱发心脑血管疾病。

遵循《中国居民膳食指南（2022）》，注意在餐桌上构建健康的饮食金字塔，这样才能吃得更营养、更健康。

第五章

吃出好睡眠

失眠，失去的不仅是睡眠

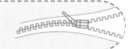

临床研究发现，激发和维护人体自愈力的重要因素中，除了充足的营养、适度的运动之外，充足的睡眠也必不可少。作为人类与生俱来的本能，睡眠占据了我们一生 1/3 的时间。充足、优质的睡眠是恢复体能最有效的方法之一，深度睡眠时也是身体各组织器官进行自我修复的最佳时机。只有睡得好，人体才能更好地对抗疾病。

"睡眠是抵御疾病的第一道防线。"学者多年研究发现，在凌晨 3 点起床的人，其血液中的杀病菌细胞会减少 1/3。这个惊人的数据明白无误地告诉我们，人体的免疫力与睡眠的关系是多么密切。

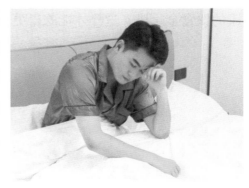

但是，随着工作压力的增大、生活节奏的变快，失眠渐渐成了现代人的常态。明明一天工作下来，人已经很累了，但躺在床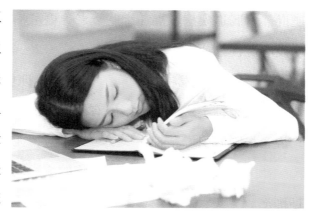上却辗转反侧，好不容易睡了一会儿又噩梦连连……最让人崩溃的是，失眠还不只是睡不着觉这么简单，它还会引发很多问题，不但严重损害我们的生活质量，还会破坏我们身体的自愈力，引发很多疾病。比如，会让我们的大脑变得迟钝。

长期睡眠不足会使大脑一直处于疲劳状态，严重影响大脑的功能，直接导致头脑不清醒，工作效率明显下降，记忆力和注意力下降，老年人长期失眠还会引发脑萎缩。失眠导致的大脑功能受损还是很多交通事故的罪魁祸首。

睡眠不足还会导致肥胖。临床观察发现，长期失眠会使人体中抑制食欲的消脂蛋白浓度明显下降，使人更容易产生饥饿感和进食的快感，结果导致饮食失控。

一项睡眠研究发现，人体细胞的分裂和修复多是在睡眠中进行的，如果睡眠紊乱，就会影响细胞的分裂或修复，可能会使细胞发生突变而导致癌症的发生。

失眠还会引发月经失调、高血压、糖尿病、心脑血管疾病、肥胖、胃肠道疾病、加速细胞衰老。更可怕的是，长期失眠还会引发心源性猝死。

失眠还会引发精神疾病，如焦虑、抑郁。不少临床研究表明，患有精神类疾病的人多患有慢性失眠。还有医学观察得出结论说，失眠有引发精神疾病的重大风险，尤其容易诱发抑郁症。医学研究发现，有四成患有失眠症的成人同时患有情绪疾病——抑郁症。

值得庆幸的是，医学研究也发现，营养对调节睡眠起着至关重要的作用。所以，失眠患者可以通过日常饮食增加营养，进而调节失眠。

曾有不少研究表明，大脑中的褪黑素有助眠作用，这种激素是人类大脑中自然产生的，储存在松果体内。可以帮助人体调整生物钟，能缩短觉醒时间和入睡时间，提高睡眠质量。很多食物中都含有天然褪黑素，比如牛奶、鸡蛋、鱼、大麦、燕麦片、葡萄、石榴、开心果、核桃、葵花子、亚麻籽、芥菜籽、芦笋、番茄、西蓝花、黄瓜等。

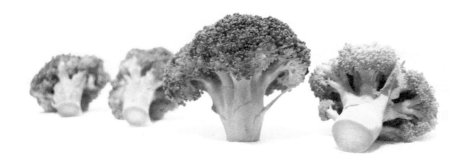

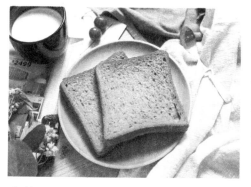

除了褪黑素，色氨酸也是一种助眠的物质，这种人体必需的氨基酸会增加血液及大脑中的血清素和褪黑素，可以帮我们更快地入睡。但食物中的色氨酸很难直接到达大脑，而营养学家发现，如果富含色氨酸的食物和富含碳水化合物的食物一起吃就会有明显的助眠效果，比如牛奶搭配低糖的全麦麦片，全麦吐司搭配花生酱，全麦饼干搭配奶酪，等等。

另外，人们发现，如果晚餐中有南瓜、南瓜子或金枪鱼这类富含色氨酸的食物，那么，原来失眠的症状就会得到缓解。

引发失眠的原因有很多种，我们可以根据不同原因对症调节饮食，来改善睡眠。

比如肝火旺盛，爱发脾气，经常在凌晨醒的人，可以尝试喝以下几种汤或茶。

酸枣仁汤

炒酸枣仁 5 克捣碎，泡半小时后下锅，大火烧开后小火熬 20 分钟，沥出药汁，再加入清水熬 20 分钟，将沥出的药汁和之前的混在一起，每晚入睡前 1 小时当茶喝。炒酸枣仁有养心益肝、安神的作用，可以改善肝血不足引发的失眠，对于心烦不眠或心悸不安失眠有比较好的调节作用。

菊花茶

白菊、贡菊、雪菊都可以取适量泡茶喝。菊花可以祛肝火，对于失眠并伴有情绪不稳定、爱发火、时常心情抑郁、焦虑、口干口苦的症状有很好的改善作用。还可以将枸杞子煮水 10 分钟后加入菊花茶中，枸杞子有滋养肝肾的功效，可以改善肝阴不足、肝火太旺引发的失眠。

因为心血不足、心脾两虚而导致的失眠，多数会伴有多梦、头晕、健忘、心悸、出虚汗、胸闷等症状。这样的情况，平时可以用百合绿豆乳、静心汤、桂圆莲子汤来调理。

百合绿豆乳

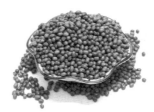

百合、绿豆各 20 克，蜂蜜、牛奶少许，将百合、绿豆洗净，浸泡 1 小时。先将绿豆下锅，大火烧开后，小火慢熬 40 分钟，再下入百合，至百合、绿豆软烂后盛出，加入蜂蜜和牛奶适量。百合具有养阴润肺、清心安神的作用；绿豆可以除热，清肝火；牛奶富含色氨酸，可促进睡眠。夏天多喝百合绿豆乳可以清心、除烦、镇静。

静心汤

桂圆肉、川丹参各 15 克，加三碗水大火烧开后小火熬成一碗，睡前半小时当茶喝。

桂圆肉具有心脾双补、养血安神的作用，可以改善气血不足、心悸怔忡、健忘失眠的症状。《理虚元鉴》记载："桂圆大补心血，功并人参，然究为湿热之品，故肺有郁火，火亢而血络伤者，服之必剧。"意思是，桂圆肉可以大补心血，效果堪比人参，但因为它有湿热的属性，所以如果是有肺火的情况，吃桂圆肉会加剧病情。川丹参可活血化瘀、镇定安神。静心汤可镇静安神，尤其对心血不足引发的失眠有良好效果。

桂圆莲子汤

桂圆、莲子各 50 克，以大火烧开，小火熬半小时，喝汤吃桂圆、莲子肉。桂圆补脾、补心，养血安神；莲子可补脾止泻、养心安神。该汤中的食材都是药食同源之物，既有药的疗效，又兼具食物的安全性，可以养心、宁神、健脾、补肾，最适合心脾两虚而长期失眠的人服用。

干扰睡眠的食物

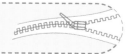

即便是睡眠质量特别好的人，如果在临睡前吃了某些东西，也有可能体验到睡不着觉的滋味，比如睡前喝浓茶或咖啡，就会对睡眠产生严重干扰，让人兴奋得难以入睡。下面，我们就来一起盘点一下干扰睡眠的饮食，让大家注意避开。

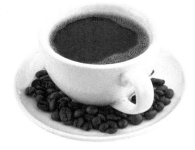

咖啡

咖啡中含有的咖啡因本身是一种中枢神经兴奋剂，能够驱走睡意并恢复精力。如果在睡前喝过多的咖啡将会对大脑神经造成刺激，让人难以入睡。

很多经常加班的人几乎把咖啡看成续命神器，即便不加班也养成了习惯，咖啡不离口。而大量研究也表明，每天喝 3 ~ 4 杯咖啡可以降低患心脏病、癌症、神经系统疾病、代谢性疾病和肝脏疾病的风险。所以，喝咖啡也并非一无是处。对于又爱又恨的咖啡，我们可以找到一个相对合理的方案，那就是：下午三点以后最好不喝咖啡，特别是对咖啡因敏感的人；到了晚上，所有含咖啡因的饮品，比如可乐、浓茶等，都不要喝，换成果汁或是牛奶。

酒

不少朋友曾尝试过用喝酒来助眠，结果却发现事与愿违。的确，虽然喝酒能麻痹人的神经系统，让人更快地进入睡眠状态，但后半夜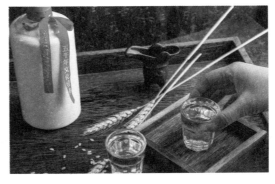却很容易变得异常清醒，早上起来感到筋疲力尽。

国际睡眠小组曾监测过饮酒者的脑电波。发现睡前喝酒会使人的睡眠变浅，浅睡眠时间相对延长，中间会多次醒来，使睡眠碎片化，变得断断续续。所以，虽然不少人喝酒之后看上去是在呼呼大睡，但却在最重要的后半夜一直是浅睡眠状态，睡眠质量很差，次日晨起仍然会感觉头脑昏沉。

另外，酒精进入人体后经过肝脏的代谢会产生乙醛。世界卫生组织国际癌症研究机构 2017 年公布的致癌物清单中，乙醛被列为 2B 类致癌物。当人酒后入睡时，乙醛会在人体内滞留，并随血液循环在我们的身体里周游，导致人体缺水甚至是不同程度的脱水，人就会感到口干舌燥，频繁醒来喝水，影响睡眠。

而且，每个人的体质不同，对酒精的反应也不一样。有的人喝了酒后会表现为昏昏欲睡，有的人喝了酒反而更加兴奋，难以入眠。而睡前饮酒导致酒精滞留，会直接损害心、脑、胃、肠等脏腑器官，并增加患糖尿病、高血压等疾病的风险。

长期饮酒还会造成酒精依赖，引发情绪问题。形成酒精依赖的人不喝酒就感觉不自在，喝了酒又会陷入慢性失眠的恶性循环中。据相关数据统计，十个慢性失眠患者中就有一个是因为酒精依赖造成的。

奶酪

奶酪，也叫干酪、乳酪，富含优质蛋白质、无机盐、多种维生素及微量元素，营养价值很高，但因为它含有大量的酪氨酸，会使大脑兴奋、心率加快、血压升高，让人入

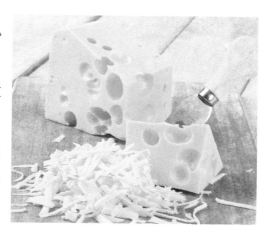

睡困难，还会导致敏感人群偏头痛，所以晚上最好不要吃。腌肉、泡菜、酸菜、熏肉等食物中都含有酪氨酸，晚上最好也不要吃。

辛辣食物

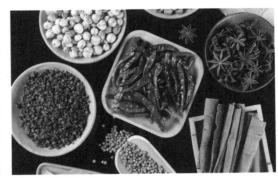

辛辣食物包括辣椒、花椒、大蒜、芥末、胡椒、生姜等。晚餐或睡前吃带有上述调料的烧烤或是火锅之类的食物，睡觉时就容易感觉胃部灼热，俗称烧心，让人难以入睡。如果特别喜欢吃这类刺激性食物，可以在上午或中午之前吃，吃完之后记得适当喝水或吃一些降火、生凉的水果。

牛奶巧克力

不少加班至深夜的人好不容易完成了一天的工作，在关闭电脑时觉得肚子饿得咕咕叫，怎么办？点外卖太晚，还要等，在办公室又不能自己动手做夜宵。正好办公桌上有一块巧克力，一袋牛奶，可以临时果腹，高兴之余便三下五除二吃下肚子。

结果，躺在床上之后却发现怎么也睡不着。

研究表明，虽然牛奶有助眠的作用，但巧克力中的咖啡因却能使人兴奋。此外，巧克力中的可可碱还会使体质敏感的人心跳加快，影响睡眠。不仅如此，牛奶和巧克力中的营养成分进入人体后会释放单糖，这种糖类能够加速人体血液循环，使大脑处于清醒状态。同时，多数牛奶巧克力都含有酪氨酸，会使人变得格外警觉，甚至是烦躁不安、难以入睡。

大补类的养生茶

喜欢喝茶养生的人会习惯于在睡前喝点养生茶。而且，不少茶的确可以助眠，如薰衣草茶。薰衣草茶可以镇静安神、缓解压力，使人神经松弛，有助人安然入眠的功效。睡前冲泡一杯薰衣草茶是个不错的选择，但注意不要过量，也不要长期喝，否则会适得其反。

要提醒大家注意的是，睡前一定要慎喝人参茶。虽然人参茶有非常多的好处，比如可以大补元气、抗氧化、保肝护肝，能调理四肢乏力、食欲不振、心悸气短、失眠健忘等症状，还可以提高脑细胞活性、改善记忆力，同时减轻酒精对肝脏的损伤，促进新陈代谢，延缓衰老。但是，正因为人参有大补的功效，所以阴虚火旺、体内有热、大便秘结的人喝了之后反而会虚不受补，更

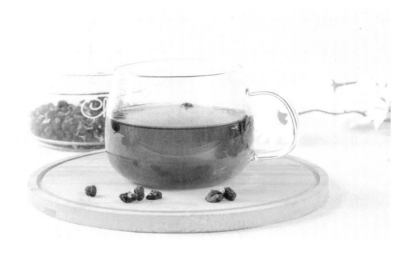

加上火，产生失眠和高血压等问题，这类人即便是白天，也最好远离这类大补的养生茶。

引发胀气的食物

经常肚子胀气的人临睡前要少吃会引发胀气的食物，如豆浆、洋葱、土豆、红薯、芋头、萝卜、玉米、香蕉等。这类食物在消化过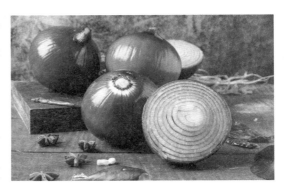程中会在体内产生很多气体，导致腹部满胀，妨碍睡眠。而且，有些发酵的大豆产品中含有大量的酪氨酸，前面说过，酪氨酸会使人心率加快、大脑兴奋、血压升高，难以入睡。

甜腻、油炸类食物

过于甜腻或是油炸食品多半不好消化，会长时间滞留在胃中，迫使胃液大量分泌，对胃黏膜产生不良刺激，久而久之会引发胃黏膜溃疡。而且，中医有"胃不和则卧不宁"的说法，意思是胃如果不舒服，人就会睡不安稳；此外，油炸食品多含有致癌物质，会增加患高血压、心血管疾病的风险；另外，还有一个年轻人更关心的问题就是，晚上吃这类食物会导致热量过剩，引发肥胖。

能量饮料

说起能量饮料，有一段时间，有人甚至把能量饮料当作咖啡来喝，加班的时候用来提神醒脑、补充能量，这类饮料也的确可以快速消除疲劳，振奋精神，提高工作效率。但它们的不良反应也是非常明显的：能量饮料中多半含有咖啡因等刺激性物质，睡前喝会引发失眠，长期喝会引发血糖升高、心脏病等问题。同样的，临睡前也不要喝浓茶，因为茶叶中也含有咖啡因。

这样吃，健康又助眠

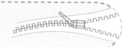

我们在前面的章节中曾提到过药王孙思邈在《千金要方·食治》中说过一段话："夫为医者，当须先洞晓病源，知其所犯，以食治之。食疗不愈，然后命药。"这段话的后两句强调了食疗优先的治疗原则。可见，古人对自然疗法的重视，也足见古人对人体自愈力的关注和保护。治疗失眠也同样如此，成本低、不良反应小的食疗方法有很多意想不到的惊喜，还可以兼顾享受美食，何乐而不为呢？那么，失眠患者适合吃哪些食物来调理呢？

我们盘点了一些适合失眠的人食用的食材，并尽可能详细地阐释了食材的属性、适应证、食用方法，朋友们可以自行参考应用。

一、小麦

小麦味甘、性凉，具有养心安神、清热除烦、润肺健脾、益肾、补虚损、厚肠胃的功能。小麦富含维生素，长期食用可以增强人体免疫力，还可以调理失眠、烦躁不安、潮热盗汗、咽干舌

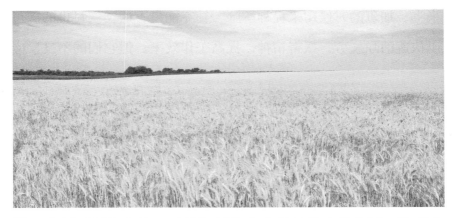

燥、小便不利等症状，对长期便秘也有很好的改善作用，注意食用的时候要用整粒小麦，不要去掉小麦的表皮。一般用小麦煎水治疗失眠。

小麦黑豆茶

黑豆3克，小麦20克，莲子（去心）4颗，大枣3颗，冰糖适量。

将小麦、黑豆、莲子、大枣洗净沥水备用。先将黑豆放入锅中，加水适量，大火煮开后，转小火煲至半熟，然后加入小麦、莲子、大枣，继续熬至所有食材全熟，加入冰糖不断搅拌至冰糖溶化，过滤出汁代茶饮。

小麦为心之谷，可养心。黑豆，味甘，性平。《本草纲目》记载，黑豆可以补肾养血，清热解毒，活血化瘀，可以调理水肿、肾虚等症状。莲子有益心补肾、健脾止泻、安神的功效，入脾、肾二经，可调理脾虚、肾虚，以及心肾不交导致的虚烦、心悸、失眠等症状。大枣可补中益气、养血安神。

二、小米

小米味咸、性微寒，富含色氨酸，色氨酸可以使人体分泌血清素，能够抑制大脑思维活动，使人产生困意；小米还富含淀粉，可促进胰岛素

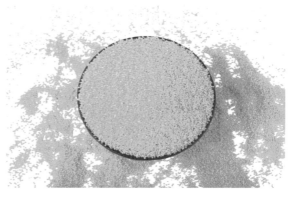

分泌，提高色氨酸的量。我国很多名医在实践中发现，小米有安心神、滋阴养血、健胃除湿、消胃火、养肾气、补虚损的功效，可缓解失眠、反胃等症状。

小米芹菜粥

小米 30 克，鸡胸肉、芹菜、盐适量。

小米淘洗干净，芹菜择好洗净切碎，鸡胸肉先浸泡半小时去血水，焯水去沫后剁成馅。锅中放入适量的水，小米先下锅，大火烧开后放入鸡胸肉馅转小火熬，出锅前 2 分钟放入芹菜碎，加盐适量，搅拌均匀后出锅即可。如果是临睡前喝这款粥，要少放盐。

三、糯米

糯米味甘，性温。《本草备要》记载糯米有"润肺和脾，化痰止嗽"的功效，具有益气安神、滋润补虚、补气血、暖脾胃的作用，可以调理因脾虚、肺燥引发的失眠。但因为糯米比较黏

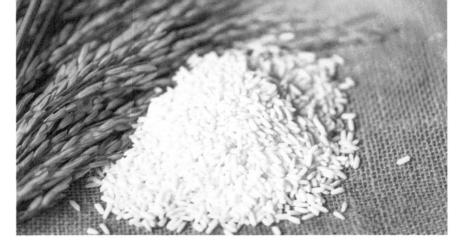

滞，不好消化，所以不能多吃，最好熬成稀薄的糯米粥吃，不但容易消化而且营养滋补。

大枣南瓜糯米粥

糯米 100 克，南瓜适量，大枣 4 颗。

糯米淘洗干净，浸泡 30 分钟；南瓜洗净去皮、去瓤后，切成小丁。先将糯米放入锅中，可以多放点水，防止粥过稠，先大火烧开后，转小火熬 30 分钟，之后放入南瓜丁，继续小火熬，多搅拌几次以防煳锅，熬至食材软烂出锅前 10 分钟加入大枣，待大枣煮软后即可出锅。

这款糯米粥甘甜、绵软，且具有养胃润肺、益气补虚的功效。

四、高粱米

高粱米性温、味甘，入脾经、胃经，《本草纲目》记载高粱米的药用价值是"温中，涩肠胃，止霍乱"，主治脾虚湿困、消化不良、湿热下痢、小便不利等症，具有补中益气、益脾和胃、安神的功效，适用于胃气不和所导致的失眠。现代药理学发现，高粱米营养丰富，含有多种微量元素和 B 族维生素，但消化不良的患者应避免短时间内大量食用，以免引起腹痛、腹胀、消化不良。

高粱米粥

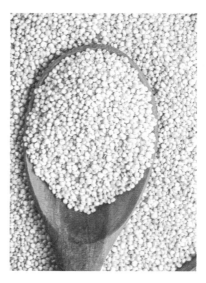

高粱米 50 克，冰糖适量。

高粱米洗净后浸泡一个小时，因为高粱米中含有一定的丹宁成分，妨碍人体的消化吸收，易引发便秘，通过浸泡和煮沸可以减少丹宁的影响。

高粱米先下锅，大火烧开后转小火慢熬，熬至米粒软烂后加入冰糖，待冰糖融化后即可食用。

高粱米粥健脾益胃、消积食。

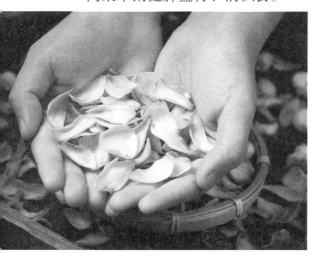

五、百合

百合味甘、微苦，性微寒，入心、肺二经，具有养阴润肺、清心安神的作用，可以调理失眠多梦，虚烦惊悸、阴虚燥咳等症状。

百合绿豆粥

新鲜百合 20 克，绿豆 10 克，粳米 50 克。

将绿豆泡两个小时，下锅煮到半熟，然后放入粳米，再熬至粳米半熟，放入新鲜百合，继续熬至所有食材都软烂为止。

这款粥可以清热健脾，改善心烦、燥热引发的失眠。因为百合、绿豆都属寒性，所以患有风寒咳嗽、脾胃虚寒的人不要食用这个粥。另外，绿豆有解毒、解药的功效，正在服药的人也不要食用这个粥。

六、桂圆

桂圆又称龙眼，性温、味甘，具有养血安神、补益心脾、健脾开胃、补气血的作用。其药用始载于《神农本草经》，历代医家在实践中发现，桂圆可以调理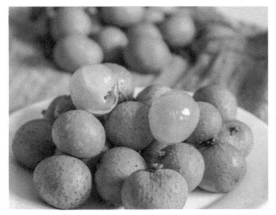失眠健忘、心悸心慌、气血不足、脾胃虚弱、食欲不振、心悸不宁、血虚萎黄等症状，具有良好的滋养补益作用。

但因为桂圆有温补的作用，所以阴虚、有内热、有湿气、有痰火、痛风的人不能食用。

桂圆莲子粥

糯米 60 克，桂圆肉 10 克，去心莲子 10 克，大枣 5 颗，蜂蜜适量。

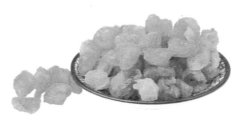

糯米、莲子洗净，清水浸泡半小时，大枣去核。先把糯米放入锅中，加适量清水，大火烧开后小火慢煮 30 分钟，之后加入莲子、桂圆肉、大枣，再熬煮 20 分钟，加适量蜂蜜即可食用。

桂圆莲子粥可以补血安神、补中益气、健脾益胃，适用心血不足导致的失眠。桂圆肉也可以直接食用，但湿热体质的人要慎用，否则容易引发口干舌燥、口臭、口腔溃疡等问题。

八种安神养生粥，助你夜夜好眠

经常失眠的人往往脾胃功能都不太好，消化和吸收能力自然也就跟着弱了，这种情况下，喝粥食疗是个不错的选择。

粥作为一种美味又方便烹饪的饮食，在我国有着上千年的悠久历史，已然成为我国传统饮食文化的重要组成部分。"二十四史"之一的《周书》中就有"黄帝始烹谷为粥"的记载。千百年来，我们热爱美食的祖先，开发了无数品类多样的粥，凡是粳、粟、粱、黍、麦等都可煮粥，这些粥不但富含营养，而且易于消化，几乎适合各个年龄段的人群食用。

粥的主要成分是谷物和水，而谷物富含碳水化合物，是人体能量的重要来源，可以为人体细胞活动提供必需能量。不少的粥里还含有一定量的蛋白质，虽然含量相对较低，但是其内部的氨基酸比例却比肉类更加均衡，营养价值也更高，而且这类蛋白质不含胆固醇，更容易被人体消化吸收，特别适合体虚、久病或大病初愈的人。粥里含有多种维生素，如 B 族维生素、维生素 E，以及多种矿物质，如铁、钙等。其中，糯米粥的 B 族维生素和矿物质含量更高。

粥的质地比较软，容易被胃肠消化吸收。粥里含有丰富的水分，喝粥比单纯地喝水更容易生成人体的津液，特别适合有内火、被燥邪所伤的人，能起到很好的滋补、调养作用。粥里的膳食纤维可以促进肠胃蠕动，粥里富含的水分有润肠道、防便秘的作用，所有这些都有助于改善胃肠功能。

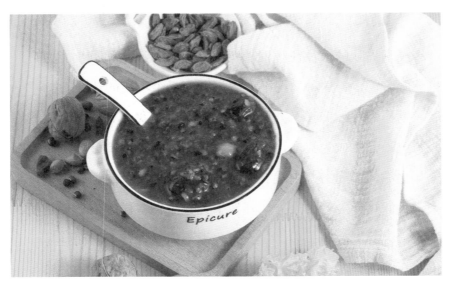

早在先秦时期，粥就被我国用来治疗疾病。即便是现在，不少人在生病时也常常选择吃粥来调养病体，促进身体恢复健康，提高免疫力。在平时，人们也常常把喝粥作为保健、养生的一种方式，比如，夏天喝绿豆粥解暑清热，冬天喝姜汁大枣粥祛寒暖胃。有很多粥具有滋阴清热、益气生津、健脾开胃的功效，有的甚至有具体而明确的医疗作用，所以不少著名的中医典籍中还收录一些食疗的粥方传诸后世，如莲子粥、鸽蛋粥、杏仁粥等。

接下来，我们就盘点一些有很好食疗作用的粥，经常受失眠困扰的朋友可以尝试一下。

八宝粥

大米 100 克，芡实、薏苡仁、白扁豆、莲子肉、山药、大枣、桂圆、百合各 5 克。

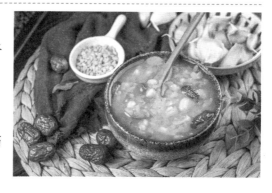

先将所有食材洗净沥水备用。芡实、薏苡仁、白扁豆先下锅大火烧开转小火煮至食材发软，加入大米煮至米半熟，再下其他食材熬熟，可以加蜂蜜或冰糖调味，最好当天吃完。

食材中，大米、芡实、薏苡仁、白扁豆都有补脾胃的功效，其中芡实、薏苡仁、白扁豆还有和脾胃、除湿的作用；莲子肉可强心、清热降火；山药能健脾益胃、滋肾益精；大枣、桂圆可以补气养血、增强免疫力、安神养血；百合可以清心除烦、宁心安神，调理失眠多梦、心情抑郁等症状。常喝此粥可以健脾和胃、补气益肾、养血安神，调理因为心脾亏虚引发的失眠。

> **温馨提示：** 因为大枣、桂圆性偏热，容易上火滞气，如有风热感冒、干咳、心火旺的症状，要少放或不放大枣、桂圆。

大枣桑葚粥

新鲜桑葚 40 克，大枣 5 颗，粳米 100 克，冰糖或蜂蜜适量。

桑葚洗净沥水备用，先将粳米放入锅中，大火烧开后转小火慢熬，粳米半熟后

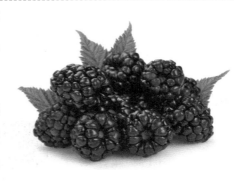

加入桑葚和大枣，继续熬至米熟，再加冰糖或蜂蜜调味即可。

《神农本草经》中记载，大枣能滋养脾胃、补气填津，有补脾益气、养血安神的功效，适合心脾两虚或血虚导致的失眠患者食用。现代药理学中，大枣富含维生素 C、蛋白质、钙、磷、铁等营养成分。桑葚性寒，入心、肝、肾三经，可生津润燥、补肝肾、养血滋阴、安神。粳米有益气、养阴、润燥、止烦的作用。

> **温馨提示：** 桑葚性质偏寒、含糖量高，脾胃虚寒、便溏者与糖尿病患者不要食用；大枣性温助阳，心火旺、心烦的人不适合食用。

茼蒿粥

粳米 200 克，茼蒿 100
克，盐、猪油适量。

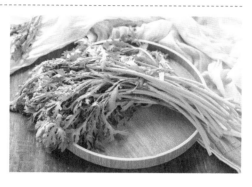

茼蒿择好洗净切成小
段，粳米淘洗干净，先将粳
米放入锅中，大火烧开后，
转小火慢熬至粥熟，再加入
茼蒿段、盐、猪油并搅拌均匀，然后煮 2 分钟即可出锅。

粳米益气、养阴、润燥、止烦；茼蒿富含多种维生素及氨基
酸，有养心安神、降压、补脑作用，其特殊的香气有助于宽中理
气；猪油有补虚、滋阴补肾的功效。

茼蒿粥可健脾、滋阴补肾、开胃化痰。腹泻者要少放茼蒿。

青梅粥

糯米 100 克，白扁豆、薏苡仁、莲子肉、大枣、核桃仁、桂
圆肉各 10 克，糖青梅 2 个，蜂蜜适量。

所有食材洗净沥水备用。大枣去核，核桃仁捣碎。先将糯

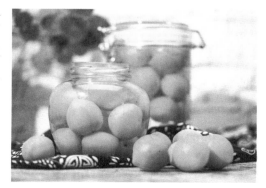

米、白扁豆、薏苡仁、核
桃仁一起放入锅中，加适
量水，以大火烧开，后转
小火慢熬，熬至糯米、白
扁豆、薏苡仁半熟，再将
其他食材下锅，继续熬至

所有食材都软熟，再加适量蜂蜜调味。

此粥有健脾养胃、补气益肾、养血安神的作用，可调理脾胃虚弱、气血不足导致的失眠。

《神农本草经》中记载青梅性味甘平，可入肝、脾、肺、大肠经，有收敛生津作用。

> **温馨提示**：因为青梅酸涩，胃酸多、胃溃疡患者不宜食用，正常情况下也不要过量食用，否则会导致胃酸过多，出现泛酸、胃灼热。

大枣粳米粥

粳米 100 克，大枣 20 克。

将粳米淘洗干净放入锅中，先以大火烧开后改用小火熬至粳米烂熟，再加入洗净、去核的大枣，熬 5 分钟待大枣变软即可。

大枣粳米粥有补气血、安心神、健脾胃的作用，可以调理因为脾胃虚、贫血引发的失眠。

姜汁桂圆粥

粳米 100 克，桂圆 20 克，黑豆 25 克，姜、蜂蜜适量。

粳米、黑豆淘洗干净，浸泡半小时，捞出后放入锅中，加入适量清水，先以大火煮沸后转小火慢熬至粳米、黑豆半熟，加入桂圆继续熬至所有食

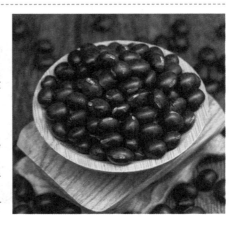

材软烂。把姜去皮切末或打成姜汁，放入锅中，熬5分钟，加入蜂蜜调味即可。

姜汁桂圆粥可以润肺清热、活血利水、补血安神，适用阴虚烦渴引发的失眠。其中，黑豆有补肾滋阴、补血的作用；姜可以促消化、温中散寒、活血通络。

> **温馨提示**：姜性温，有内热阴虚的人不宜食用。

柏仁猪心粥

粳米 100 克，柏子仁 15 克，盐、猪心适量。

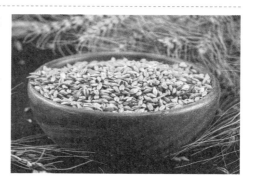

所有食材都洗净，同时下锅，大火烧开后，小火慢熬至食材全熟，再加适量盐调味。

柏仁猪心粥可宁心安神，补肾滋阴，可调理心悸、心血不足导致的失眠。《黄帝内经》中有"心主血""心藏神"的说法。柏子仁入心、肾、大肠三经，有养心安神、润肠通便的作用，可调理血不养心导致的虚烦不眠。

> **温馨提示**：体内有湿，痰多、便溏的人不宜用柏子仁。

茯苓桂圆粥

粳米 100 克，茯苓 10 克，桂圆 10 克，蜂蜜适量。

粳米、茯苓淘洗干净放入锅中，加适量清水，大火烧开转小

火慢熬，至食材全熟再加
入桂圆继续熬 10 分钟，
最后加入蜂蜜调味即可。

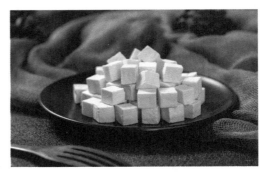

　　茯苓入心、肺、脾、
肾四经，有健脾宁心、利
水渗湿、养心安神的功
效。此粥适用于心血不足、水湿内停引发的失眠症状。

> 温馨提示：上火、体内有湿热者及孕妇不宜食用桂圆肉；阴
> 虚但无湿热症状，以及虚寒滑精、气虚下陷的人不要用茯苓。

睡前的重要仪式——喝一碗安神汤

　　对经常失眠的人来说，晚上的饮食是很重要的。如果晚餐吃
得不舒服，或者喝了不恰当的茶饮，可能会加重失眠的症状，而
如果晚上的饮食恰当，则可能对睡眠有很大的改善。健康的晚餐
应该是低脂、清淡、易消化的，除了粥类之外，还可以煲一些营
养、助眠的汤。

　　虽然对于朝九晚五
的上班族来说，晚上可
以有充裕的时间在家做
一顿丰盛晚餐来犒劳辛
苦了一天的自己。但是

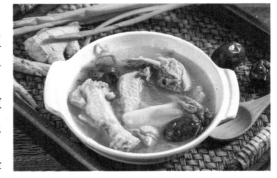

对于失眠的人来说，晚饭还是简单些比较好，最好不要当正餐来吃。比如，几片全麦面包，配上暖胃、滋养、助眠的汤，吃个七分饱，这样，晚上可以有更多的时间休息、放松，或是进行健身运动。

下面，我们就一起来盘点一下适合晚上喝的汤品。既然是晚餐，又不能吃太多，那么晚上的食物中一定要有足够的蛋白质，这样可以避免睡到半夜饿了，影响睡眠。

鹌鹑莲子汤

鹌鹑半只，莲子50克，枸杞子10克，盐适量。

鹌鹑洗净，浸泡一小时，去除血水。莲子和枸杞子洗净沥水备用。先将鹌鹑放入锅中，大火烧开后，转小火慢炖，炖到熟烂后，再把莲子和枸杞子、盐一同加入锅中继续炖至莲子软熟。因为是晚上喝，尽量少用姜、葱、蒜之类的调味品，因为姜、葱、蒜都是生热的东西，葱还可能生发肝气，影响睡眠，所以少用这些调味品。这个汤可以每天喝一次，连续喝一周。

《本草纲目》中记载，鹌鹑入心、肝、肺、肾四经，有补

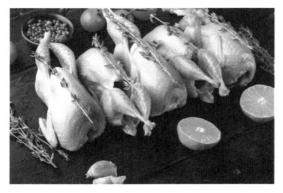

五脏、益中续气、消结热的作用，可以调理消化不良、身虚体弱、咳嗽哮喘、水肿、神经衰弱。鹌鹑肉素有"动物人参"的美称，富含维

生素和蛋白质，是极好的营养补品。

莲子有强心、镇静的作用。枸杞子有滋补肝肾、益精养血的功效，可调节机体免疫功能。鹌鹑莲子汤补肝肾、益精血、助阳气，用于调理心肾不交引发的失眠，效果尤其好。

> **温馨提示**：脾虚、大便不成形的人不要用枸杞子，感冒时不要吃鹌鹑。

当归猪心汤

猪心半只，当归20克，党参10克。

将猪心切成小块，泡出血水，党参和当归洗净沥水。将猪心、党参和当归放在一个碗中，加水没过食材，放在蒸锅上蒸，食材蒸熟后喝汤、吃猪心。

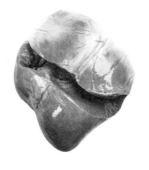

猪心味甘、咸，归心经，可养心安神，适合调理失眠多梦、心阳虚、多汗、自汗、惊悸怔忡等症状。党参可补中益气、健脾益肺，可调理脾肺虚弱、气短心悸等症状。当归有镇静、催眠、镇痛、麻醉作用。此汤可补气益心，调理心慌、多汗、多梦引发的失眠。

> **温馨提示**：当归可润肠通便，腹泻、便溏的人忌食。

猪心菠菜汤

猪心半只，菠菜适量，盐适量。

菠菜择好洗净切段，猪心切成小块泡去血水后放入锅中，大火烧开后，转小火炖至熟，放入菠菜段，加入适量的盐调味即可。

猪心菠菜汤有补血益气、养心宁神、滋阴平肝的作用，可调理失眠多梦、怔忡、心虚多汗的症状，胆固醇高的人忌食。

生蚝莲子汤

生蚝 200 克，莲子 20 克，盐适量。

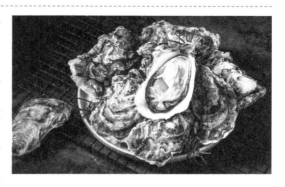

生蚝去壳留肉洗净备用，莲子去心洗净放入锅中小火炖熟，加入生蚝再炖 3 分钟，加盐即成。可连续吃一周。

《重庆堂随笔》中有"莲子交心肾"的记载。莲子还有清心安神、补脾益肾的功效，可用于调理心脾两虚、心火过旺、心肾不交、阴虚火旺导致的失眠。

生蚝有养心安神、滋阴养血的功效，可调理阴虚血亏、失眠心悸的症状。

生蚝莲子汤可养心健体、除烦安眠。

桂圆山药大枣汤

桂圆肉 20 克，新鲜山药 150 克，大枣 3 颗，蜂蜜适量。

新鲜山药去皮洗净，切小块，大枣洗净、去核，新鲜山药、桂圆肉一起下锅，加适量清水大火烧开后，转小火炖至山药半熟，加入大枣再煮，至山药全熟、大枣松软加入适量蜂蜜即可。

山药可健脾益胃、滋肾益精，桂圆肉、大枣可补血，桂圆山药大枣汤可滋阴补血、养心安神，但因为桂圆肉、大枣有温补的作用，所以体内湿热、心火旺盛的人不可食用。

银耳鸽蛋汤

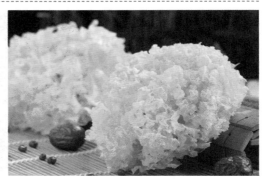

银耳 20 克，鸽子蛋 6 个，冰糖、猪油适量。

银耳泡发洗净，切碎，熬出胶质备用。取 2 个瓷碗，分别在碗中放入适量猪油，各打 3 个鸽子蛋，放在笼屉上小火蒸 4 分钟，将熬好的银耳羹、冰糖放入碗中，大火炖至水开即可。

银耳可润肺、滋肾阴，可调理阴虚火旺的症状。鸽子蛋含有丰富的蛋白质、多种维生素，如维生素 A、维生素 B_1、维生素 D，以及多种矿物质，如磷、铁、钙等，而它的脂肪和糖分含量较低，容易被人体消化吸收。中医认为，鸽子蛋可以养阴、补肝肾、益精气，可以调理心悸失眠、肺燥干咳、便秘。

> **温馨提示**：银耳有微寒，外感风寒的人要小心食用或者禁用。

百合桂圆酸枣汤

桂圆肉 20 克，百合 20 克，酸枣仁 10 克，蜂蜜适量。

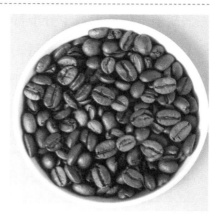

桂圆肉、百合、酸枣仁洗净沥水备用，酸枣仁捣碎，将桂圆肉、百合、酸枣仁碎放入锅中加适量清水，大火烧开后，小火慢熬 30 分钟，稍微放凉后，加入蜂蜜调味即可。

桂圆肉具有心脾双补、养血安神的作用，可以改善气血不足、心悸怔忡、健忘失眠的症状；百合有养阴、清热的作用；酸枣仁有养心补肝、宁心安神的功效。百合桂圆酸枣汤具有滋阴补血、宁心安神的功效。

> **温馨提示：** 桂圆肉助湿热，并且含糖分较高，所以，脾虚泄泻、中焦有湿导致腹胀、胃胀的人以及糖尿病患者忌用。

胡萝卜猪心汤

胡萝卜 30 克，猪心 50 克，香菜 5 克，食用油、盐适量。

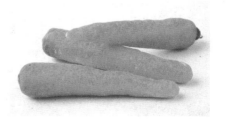

胡萝卜洗净切粗丝，猪心切细丝泡出血水，香菜切段。锅热放油，将胡萝卜丝、猪心丝下锅爆炒，加入适量盐，炒至胡萝卜丝、猪心丝熟软后加适量清水，大火烧开后，小火炖 10 分钟加

入香菜段即可。

胡萝卜因为营养十分丰富素有"小人参"之称，炒熟了的胡萝卜有健脾消食、养肝明目、补气健胃、养肾健脾的作用。香菜归肺、胃二经，内通心脾，开胃消郁。猪心具有调养心脏、安神助眠的功效。胡萝卜猪心汤可健脾养心，安神助眠。

简单又好喝的安眠茶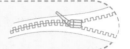

如果觉得熬粥煲汤比较麻烦，那我们不妨试试泡茶。操作简单，省时省力，而且很多茶安神助眠的功效并不比粥、汤来得弱。

当然，喝茶虽然简单，但也有一些需要注意的细节。比如，不要喝浓茶。不少人觉得喝茶就是为了品茶，当然是茶越浓滋味

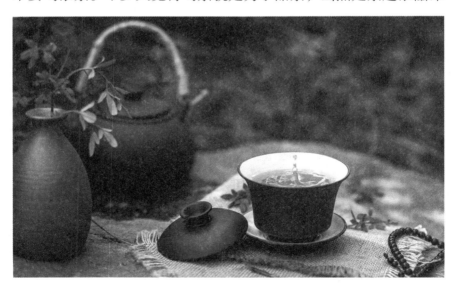

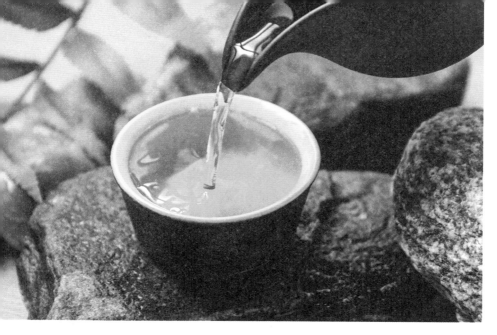

越足。但是如果长期喝浓茶，会给肠胃、中枢神经带来严重刺激，也会增加肝肾的负担，而且，有的茶淡的时候可以养生、安眠，过浓的时候反而会起相反的作用。比如薰衣草茶就是如此。

另外，茶水不宜过烫。喝凉茶固然对身体健康不利，但是茶汤过烫，特别是长期饮用温度超过65℃的茶水，会烫伤口腔或食管，引发口腔癌、食管癌。茶汤的温度在50℃左右就刚刚好，既不伤害口腔和食管，又能真正泡出茶的味道。

还有，不要空腹喝茶，最好是在饭后半小时的时候喝。茶叶中含有茶多酚、生物碱，这些物质会刺激胃酸分泌，长期空腹喝茶会造成肠胃功能失调。

但是，如果是刚刚吃完晚饭马上就喝茶也不太合适。茶叶中的很多物质虽然有助于消化，但像茶叶中的鞣酸、茶碱这类物质会影响人体对铁、钙等多种营养元素的吸收，特别是鞣酸和铁元素结合后会产生人体无法吸收的固体沉淀物，久而久之，会引发缺铁性贫血，而长期饭后马上喝茶导致的钙质流失还会造成骨质疏松。

我们还要注意，酒后不要马上喝茶，不要用茶水喝药等。下面我们就来盘点一些操作简单又能帮我们提高睡眠质量的茶吧。

大枣桑葚茶

桑葚 10 克，大枣 3 颗，蜂蜜适量。

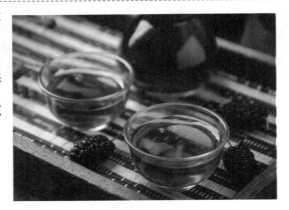

大枣、桑葚放入养生壶中小火模式煮，煮至大枣松软稍微晾凉，加入蜂蜜代茶饮。

大枣有补中益气、养血安神的功效；桑葚性寒，入心、肝、肾三经，可生津润燥、补肝肾、养血滋阴、安神。大枣桑葚茶可以调理心脾两亏、气血不足导致的失眠。

桑葚牛奶茶

桑葚 40 克，牛奶 150 毫升。

把桑葚放入养生壶中煮，水沸后转小火模式煮 10 分钟，然后加入牛奶煮沸即可，代茶饮。

桑葚可滋补肝肾、滋阴养血，牛奶中含有色氨酸，可以帮助合成褪黑素和血清素，起到助眠作用，桑葚牛奶茶适用于调理阴虚血亏型失眠。

栗子桂圆茶

栗子 5 颗，大枣 2 颗，桂圆肉 10 克，红糖 10 克。

栗子去壳洗净，捣碎成小块；大枣洗净去核。把栗子放入锅中，加入适量

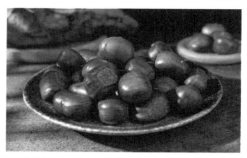

清水，大火烧开转小火煮，至栗子完全熟透，加入大枣、桂圆肉继续煮至大枣松软，关火，加入红糖搅拌溶化后加盖闷 5 分钟即可。取汤汁，代茶饮，剩余食材可当甜点吃掉。

栗子补中益气、养脾厚肠胃、补肾气、强筋骨。大枣补血安神、养胃健脾。桂圆肉具有心脾双补、养血安神的作用，可以改善气血不足、心悸怔忡、健忘失眠的症状。

据南北朝时期的《名医别录》记载，红糖能助五脏、润肺生津、助脾气、缓肝气。李时珍的《本草纲目》中也有红糖利脾缓肝、补血活血、通淤以及排毒露的记载。栗子桂圆茶可调理失眠健忘、贫血心悸等症状。

> **温馨提示：**桂圆肉、大枣有温补作用，体内有痰湿、心火旺者不要食用。

大枣莲子汤

莲子 50 克，大枣 4 颗，蜂蜜适量。

莲子、大枣洗净沥水，大枣去核。先将莲子放入锅中，加入适量水，用大火煮开后放入大枣，再转小火炖至食材软烂，出锅

后加入蜂蜜即可代茶饮。

中医认为，莲子入心经、脾经和肾经，可以养心安神，收敛心火，防止心阳上浮，有强心、镇静的作用。大枣，可养心补脾、强心安神。大枣莲子汤可调理失眠、多梦、健忘等症状。

洋参桂圆安神茶

西洋参6克，桂圆肉10克，蜂蜜适量。

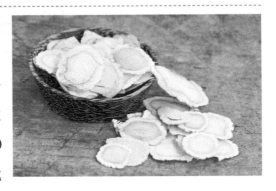

将西洋参和桂圆肉一同放入养生壶中，加入适量开水，盖上盖子闷20分钟，加入蜂蜜即可代茶饮。

西洋参可以清热安神、滋阴补气，改善气虚阴亏造成的精神倦怠，也可以调理月经血气亏损的问题；西洋参还有清热生津、降火的作用，有助于改善阴虚火旺、虚热烦倦引发的失眠。因为西洋参性寒、助湿，脾胃寒湿的人、脾阳不足的人以及孕妇忌用。

柏子仁茶

炒柏子仁15克，轻轻捣碎放入养生壶中煮，水沸后加盖闷5分钟，代茶饮。

炒柏子仁具有养心安神的功效。这款茶可以调理血虚心悸引发的失眠、盗汗、肠燥便秘，还可以消食除油腻。

菖蒲茉莉花茶

茉莉花 3 克，石菖蒲 3 克。
石菖蒲研成粗末后放入养生壶中
煮沸，加入茉莉花盖上盖子闷 5
分钟，代茶饮。

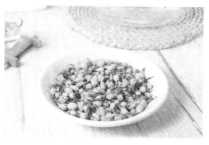

茉莉花有稳定情绪、疏解郁
闷的作用，石菖蒲可理气、去湿，能调理热病神昏、心胸烦闷等
症状。

菖蒲茉莉花茶能安神、理气、化湿，可调理心悸健忘、失眠
多梦等症。

桂圆酸枣仁饮

桂圆肉 5 克，炒酸枣仁 5 克。

先将炒酸枣仁捣碎，放入养生壶中煮沸，再转小火模式炖
20 分钟，然后加入桂圆肉再煮 10 分钟，去渣取汁代茶饮。

桂圆肉可补血益气、养血安神，用于调理气血不足导致的心
慌、失眠、多梦。炒酸枣仁有养心益肝、安神的作用，可以改善
肝血不足引发的失眠，对于心烦不眠或心悸不安失眠有比较好的
调节作用。

桂圆酸枣仁饮可调理心脾两虚、肝火旺盛型失眠。

温馨提示：桂圆肉有助湿热的作用，所以体内有湿热、脾阳
不足的人忌用。

莲心酸枣仁茶

莲子心 5 克，炒酸枣仁 10 克。

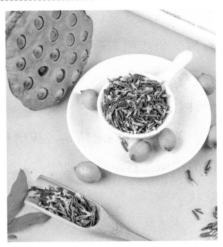

将炒酸枣仁捣碎，放入养生壶中加水煮沸，待水温降至 80℃ 左右，将莲子心放入水中，加盖闷 10 分钟，代茶饮。

莲子心性味苦寒，可清心火，能调理心烦、心肾不交所致的失眠烦躁。炒酸枣仁有养心益肝、安神的作用，可以改善肝血不足引发的失眠，对于心烦不眠或心悸不安失眠有比较好的调节作用。

莲心酸枣仁茶可宁心安神，可调理失眠健忘、心神不宁、虚烦不眠、心悸烦渴等症状。

温馨提示：莲子心苦寒，腹胀、脾阳虚、便溏的人忌用。

花生叶茶

花生叶粗末适量。

将花生叶粗末放入 80℃ 的水中冲泡，盖上盖子闷 5 分钟，代茶饮。

花生叶有补益心脾、镇静安神、降压的功效，可调理夜不能寐、失眠多梦、易于惊醒、心悸健忘等症状。

坏情绪是怎样伤害我们的（一）

对医学感兴趣的朋友可能会有这样一个发现：最近几年，不少医院新增了一个科室——心身科。来心身科诊病的患者都有一个共同特点：他们的健康问题多半是由心理和情绪原因导致的，比如胃溃疡、十二指肠溃疡。

患有胃溃疡、十二指肠溃疡的人多半会有这样的经历——在某个阶段长时间处于焦虑、愤怒、精神紧张或极度疲劳的高压状态下，这些负面情绪会借助大脑对人体的自主神经系统产生影响，刺激自主神经系统的交感神经兴奋，大量血液会集中到肌肉中以应对人在高压状态下的应激需要，这就会导致消化系统供血不足，进而引发胃肠道功能失调，导致胃蛋白酶和胃酸分泌过多，使胃黏膜受损，时间一长就会发展为胃溃疡、十二指肠溃疡。

从这个例子就可以看出：人的情绪和身体健康关系密切，好

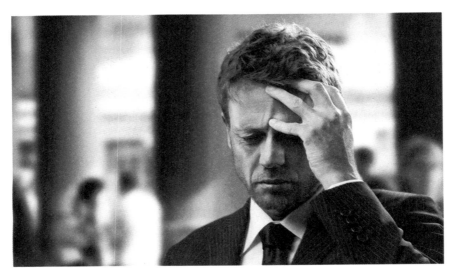

心态不仅是健康的基石，也是对抗各种外邪入侵的天然屏障，难怪有人认为好情绪是激发自愈力的重要因素。

对此，中医在古时候就早有深刻的认识。中医把情绪和心理状态描述为"情志"，情是指七情，即喜、怒、忧、思、悲、恐、惊七种情志活动，中医用这七种情志概括了人对外界事物产生的七种情绪反应。一般情况下，这七种情绪反应适度，是不会使人生病的。但是，如果这七种情绪反应过度，表现得十分强烈和持久，超越人体能够承受的限度，就会影响脏腑的气血功能，导致人体气血紊乱，或内脏发生病变，进而影响人体健康。

七情致病是通过影响五脏来实现的。五脏是指人体的心、肝、脾、肺、肾五个脏腑器官。五脏具有藏精、藏气、藏血、藏神的特点，五脏出现问题，就会影响整个人体的健康。中医认为七情和五脏的关系是：喜（和惊）伤心，怒伤肝，思伤脾，忧

（和悲）伤肺，恐伤肾。七情反应异常会直接影响五脏的功能，甚至伤到内脏，称"内伤七情"，因此，长期沉浸在负面情绪和心境当中的人很容易患各种严重的疾病。

虽然过度的情绪反应会引发疾患，但它也能调病，即所谓"七情致病，亦可调病"。《东医宝鉴》中也说："欲治其疾，先治其心，必正其心。"意思是要治情志病，就要先调理脏腑，脏腑调理好了，情志顺畅了，病也就消失了。下面，我们就来了解一下，不同情绪对脏腑的不同影响，以及我们如何来消除这些影响。

一、喜（和惊）伤心

喜本来是一种愉悦的情绪，俗语道"人逢喜事精神爽"，多数人遇到高兴事都会精神焕发、心花怒放，人体感觉肌肉放松、气血通畅。但凡事都有个度，欢喜过度就会损伤心气，使心气涣散，甚至是耗竭，表现为精神恍惚、心神不宁，严重时出现语无伦次、神志错乱、哭笑无常、举止异常等情况。比如，《儒林外史》中"范进中举"的故事，说的就是"喜伤心"。范进数十年寒窗苦读一直不及第，在极度失望的时候却金榜题名，这种狂喜使得他举止发狂，连自己的亲人都认不出来了。狂喜还会使人头昏目眩、健忘、心悸、失眠、烦躁、心跳加快，患有心脑血管疾病的人甚至会有发生心绞痛或心肌梗死的危险。

中医养心主要是培补心血，补益心气。

前面提到过柏子仁茶、炒酸枣仁茶都是不错的养心茶。《本草纲目》记载柏子仁可"养心气，益智安神"，而《本草汇言》中记载炒酸枣仁可以"补心气不足，止惊悸怔忡"。

茯神养心茶

玫瑰花、茯神、炒酸枣仁、枸杞子、甘草各5克。

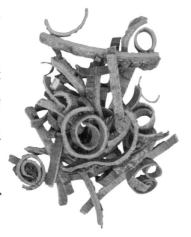

先将茯神、炒酸枣仁放入养生壶中煮15分钟，之后放入玫瑰花、枸杞子、甘草继续煮5分钟，然后盖上盖子闷5分钟代茶饮。

玫瑰花疏肝解郁，茯神可补心气、安心神、止心悸。《本草经疏》中记载茯神有"补心益脾，治心气不足，忧恚惊悸"的功效。炒酸枣仁有养心益肝、安神的作用，可以改善肝血不足引发的失眠，对于心烦不眠或心悸不安失眠有比较好的调节作用。枸杞子可补肾填精、益精明目。甘草可补中益气，缓和药性。茯神养心茶可清心安神、助眠补心，可改善失眠多梦、烦躁不安、入睡困难的症状。

桂圆鸡蛋汤

桂圆肉10克，鸡蛋1个，红糖适量。

桂圆肉放入碗中，加入温开水和适量红糖，然后打入鸡蛋，将碗放入锅中蒸至蛋熟。喝汤吃桂圆和鸡蛋。

桂圆肉有补益心血、安神养心的作用，桂圆鸡蛋汤可调理心血不足、心悸失眠、健忘等症。

温馨提示：桂圆肉有助湿热的功效，体内有湿、有热者忌食。

二、怒伤肝

中医认为，肝在五脏六腑中如同一位性格刚烈的将军，主计谋，深谋远虑，喜欢顺畅、豁达的氛围。人如果因为生活或工作压力，长期处于郁闷、愤怒的情绪中，或被外在病邪侵袭了肝脉，就会导致肝气郁结，肝的疏泄功能失调，人体就会食欲减退、消化不良，还会出现右上腹隐痛，情绪波动时症状会加剧。另外，肝气不舒还会出现皮肤瘙痒、黄疸、头疼、耳鸣、口苦、眼睛干涩、胸胁胀闷、疼痛，女性会有经闭、痛经等症状。肝气郁结的人在情绪上会变得抑郁或是急躁、失眠，还容易指责或攻击他人，影响人际关系。

要想减少情绪对身体的影响，养肝护肝，除了合理宣泄情

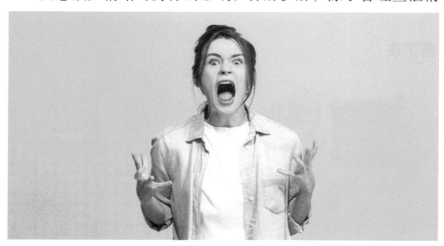

绪，比如找人倾诉、多运动、远离酒精和香烟、保持规律作息外，还可以通过饮食来疏通肝经、降肝火。比如，多吃一些疏肝理气的食物，如萝卜、莲藕、山药等，可以缓解心情不舒、脾气暴躁等症状，再比

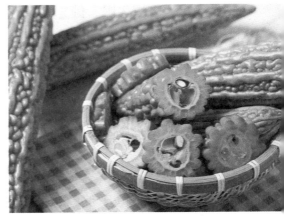

如绿豆、雪梨、苦瓜、菊花茶、金银花茶等，可以清肝热、降肝火，而牛羊肉、大枣等补中益气的食物则能够改善肝血不足的问题。另外，平时也要注意多吃一些苹果、橙子、橘子、菠萝等富含维生素 C 的水果，保护肝细胞，而菠菜、圆葱、芹菜等蔬菜可以降低胆固醇，养肝护肝，大豆、豆腐等富含蛋白质的食物有助于肝脏的自我修复。

对于肝阳上亢、肝火旺盛的情况，可以试着喝苦丁茶或枸菊茶，能清泻旺盛的肝火。

苦丁茶

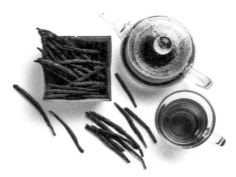

苦丁茶适量，以 80℃的水冲泡，盖上盖子闷 10 分钟即可饮用。

苦丁茶入肝经，可散肝风、明目生津，可改善肝虚火旺造成的视物昏花、目赤

肿痛、口舌生疮等症，以及减缓心脑血管疾病引发的头晕头痛、胸闷乏力和睡眠质量差等问题。

> **温馨提示：** 苦丁茶性寒，一定不要泡得太浓，也不要多喝、久喝，不然会伤脾胃的阳气。另外，患风寒感冒时不要喝苦丁茶，否则会加重病情。还有，总是手脚冰凉、怕冷、大便不成形、一吃冷东西就肚子疼或拉肚子的人，也不要喝苦丁茶，否则会加重症状。苦丁茶有降压的作用，低血压的人也不适合喝苦丁茶。

枸菊茶

菊花、枸杞子各 5 克，用 80℃的水冲泡，盖上盖子闷 10 分钟即可饮用。

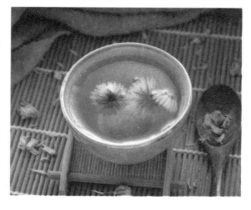

相比苦丁茶，枸菊茶比较温和，菊花可以是白菊花、黄菊花和野菊花。白菊花性质甘凉，可以经常喝，黄菊花虽然去火的效果强于白菊花，但黄菊花的寒性也更强，不适合长期喝；野菊花的寒性更大，除非肝火太大，甚至有眼睛发红、睑腺炎，可以临时用野菊花泡水，也可以用这种茶水的蒸汽来熏蒸眼睛 15 分钟，借助眼睛的黏膜吸收，来缓解眼睛的不适症状。

坏情绪是怎样伤害我们的（二）

三、思伤脾

在中医理论中，思伤脾，即思虑过度就会损伤脾。思虑原本是人的正常情志活动，一般情况下不会对身体产生不良影响，但是如果思虑太过或是遇到的人、事、物让人觉得不顺心，就会影响脾的正常功能。脾是后天之本，是人体气血生化的源头，主要负责气血和营养物质的运化，以及人体气机的升降，所以一旦脾的功能失调，人体就会气机紊乱、气血不足，主要表现为头晕目眩、失眠多梦、怔忡健忘、食欲不振、腹胀便溏、形体消瘦，并伴有注意力不集中、智力下降、情绪变化快、情绪不稳定等问题。

养好脾脏，除了控制情志，避免过度思虑外，中医有一个简单又实用的药食同源的方子，即养心安神、补脾和中的甘麦大枣汤，这是张仲景在《金匮要略》中贡献的名方，此方入脾、养脾，可以调理因为脾虚造成

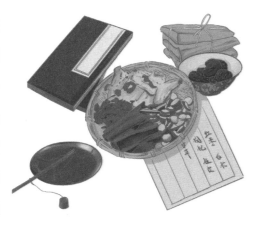

的精神恍惚、睡眠不安、言行失常等症状，起到稳定、调节情绪的作用，后人屡用屡效。

甘麦大枣汤

小麦 15 克，甘草 9 克，大枣 10 颗。小麦、甘草、大枣放入砂锅中，加 2 碗水煮至 1 碗水，睡前一次服完。

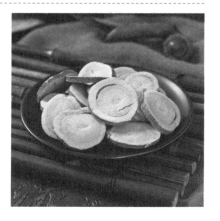

甘麦大枣汤中，小麦是主药，具有养心血、补心气、安心神的功效，可缓解心烦内热。大枣具有养血安神、补中益气的作用，可调理脾虚导致的全身乏力、食欲不振、贫血。甘草可补中益气，缓和药性。这款汤饮可健脾养血、补血安神，消除心脾两虚引发的失眠、惊悸。

豇豆拌肚条

猪肚、鲜豇豆、鲜莲子适量，盐、辣椒、醋、姜、葱、料酒，按个人喜好加减。

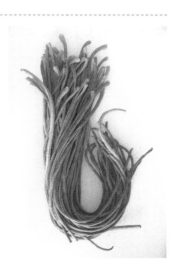

鲜豇豆洗净、切段，把猪肚用盐、醋、姜、葱、料酒搓洗，然后清水冲洗干净，将猪肚放入沸水锅中，焯烫除异味后放入清水锅中，加入辣椒、葱、姜、料酒大火煮。注意，先不放盐，如

果先放盐，猪肚会紧缩，口感变差。猪肚煮八成熟后放盐，加入鲜豇豆和鲜莲子。

食材全部煮熟后捞出，猪肚切成条，再和豇豆一起放入盘中，根据个人口味添加料汁拌匀。

猪肚味甘，归脾、胃二经，有补虚损、健脾胃的功效；豇豆可开胃健脾，调理脾胃虚弱的症状；莲子也有补脾胃的作用，可调理脾虚、痢疾，以及白带清稀、频多的症状。

芡莲薏苡仁排骨汤

排骨块 300 克，薏苡仁、新鲜莲子（去心）、芡实各 20 克，陈皮 3 克，鲜姜片、盐适量。

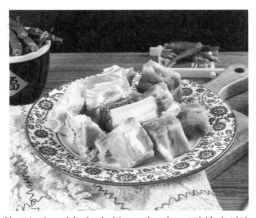

薏苡仁、新鲜莲子、芡实清洗沥水备用，排骨块下锅焯水去沫。排骨、薏苡仁、芡实下锅，用大火烧开后，转小火炖 1 小时，再将新鲜莲子、陈皮、鲜姜片放进锅中，加盐调味煮至所有食材都熟透即可。

莲子入心、脾、肾三经，可以养心安神，收敛心火，有强心、镇静的作用。薏苡仁可健脾止泻、利水除湿、解毒散结，具有补脾健胃的作用。芡实可补脾固肾、开胃助气。陈皮理气健脾、燥湿化痰。芡莲薏苡仁排骨汤营养丰富，有健脾、利湿、化痰的功效。

脾虚的人平时还可以多吃以下食物：

大米：性平、味甘，可补脾益气。

糯米：性温、味甘，有健脾养胃、补中益气、止虚汗的功效。最好吃糯米粥，一次不要吃太多，因为糯米黏滞，一次性吃太多不容易消化。常吃糯米稀粥可调理食欲不佳、腹胀、腹泻等症状。

牛肉：有补脾胃、益气血的功效，可以调理久病脾虚、脾虚水肿、气短乏力、中气下陷、大便溏泄等症。

红薯：可补脾和血、益气。

四、忧（和悲）伤肺

"忧伤肺"，忧是指忧愁、消沉、抑郁，外在表现为愁眉苦脸、垂头丧气、忧心忡忡、长吁短叹。《黄帝内经》中说"愁忧者，气闭塞而不行"，意思是心中忧愁则有可能导致气结。而且，过度忧愁不仅损伤肺气，还会殃及脾，进而影响食欲，所以，忧愁过度的人还会神疲乏力、食欲不振。

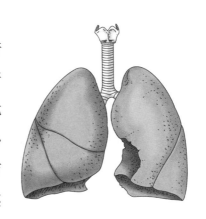

除了"忧伤肺"，过度悲哀也会损伤肺气。中医认为悲是哀伤、痛苦进一步发展而产生的情绪体验。悲伤肺的外在表现主

要是：整个人面色惨淡、吁叹饮泣，精神萎靡不振。有专家根据《红楼梦》中林黛玉总是泪眼婆娑，一直给人忧郁、悲伤的感觉，最后咯血而死，判断她可能患有肺病。

养护肺脏就要滋肺阴、养肺气、除肺燥。

百合枇杷莲藕汤

鲜百合、鲜枇杷各20克，莲藕80克，杏仁2克，蜂蜜适量。

莲藕洗净、切片。藕片、杏仁加水熬煮至半熟，再加入鲜百合、鲜枇杷，煮至所有食材全部软

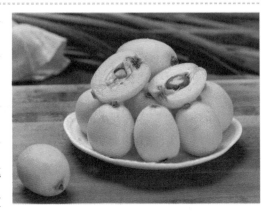

烂，调入蜂蜜，可以喝汤，也可以吃汤中食材。

此汤有滋养肺阴、清热止咳的功效。其中，百合补肺阴、清肺热、止咳祛痰；枇杷可润肺止咳；杏仁有止咳平喘的功效，可调理肺病、咳嗽等症状，日常吃的甜杏仁和干果大杏仁都可以补肺；莲藕可健脾补虚。

白萝卜冰糖汁

白萝卜100克，冰糖适量。

白萝卜洗净后切成薄片，放入碗中，将冰糖捣碎成粉末放入盛白萝卜的碗中，腌制半小时，滤出糖水代茶饮。

白萝卜有生津止咳、清热凉血的功效，和冰糖配伍，可清泻

肺火。

百合茶

取新鲜百合15克，放入养生壶中煮沸后，转小火模式炖10分钟，代茶饮。

百合可入心、肺二经，可润肺止咳、安神、镇静，能调理长期咳嗽、痰中带血等阴虚肺燥的症状，还可以改善虚烦、惊悸、多梦、精神恍惚等心神失养的失眠问题。

金银花薄荷清凉饮

金银花、鲜芦根各30克，薄荷10克，蜂蜜适量。

将金银花、鲜芦根放入锅中，加适量清水煮15分钟，再放入薄荷煮5分钟，滤出汁水后，加入蜂蜜调味，代茶饮。

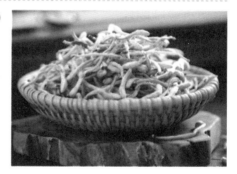

金银花可清肺散热，适用于肺炎引起的发热、恶寒、寒战、头痛、咳嗽等症。鲜芦根有清热生津的功效，可调整热病烦渴、肺热燥咳等症状。

经常肺热干咳的朋友，可以多关注以下食材：

菊花、淡豆豉：疏散风热，可以调理风热犯肺的症状。

荸荠、百合、梨、莲藕、蜂蜜：滋养肺阴、润肺清热、化痰，可以改善肺热过盛或肺阴耗伤的情况。

白萝卜：《本草经疏》中说，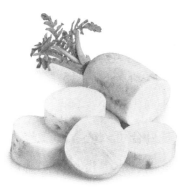
"莱菔根……治肺痿吐血，肺热痰
嗽下痢者，生食之用也。"意思是
生吃白萝卜可以改善肺痿，即肺失
濡养、肺叶枯萎的症状。肺痿是肺
脏的慢性虚损，表现为咳吐浊唾
涎沫。

枇杷、橘子、甜杏仁、莲子、核桃：有助于增强体质，可改
善痰热或肺阴虚。

坏情绪是怎样伤害我们的（三）

五、恐伤肾

"恐伤肾"，老百姓常用"吓得屁滚尿流""吓尿了"来形
容自己或他人被过度惊吓后会大小便失禁。为什么会这样呢？

因为当一个人被恐惧、紧张的情绪裹挟时，他的肾气就会散
掉。而肾的功能是控制人体的大小便，当一个人过度恐惧时，他
的肾气就会散掉，肾的固摄功能就会变差，控制不住二便，就会
大小便失禁。

其实，不只是"恐"伤肾，"惊"也同样损伤肾气。

"恐"，是惧怕，是精神高度紧张而产生的胆怯；"惊"，则是
骤然遇到变故，毫无思想准备的情况下造成的精神上的急遽紧张

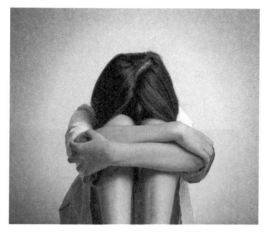

感，比如突然发现可怕的东西，突然听到巨响等，人都会受到惊吓。

总是很轻易就感到恐惧的人，往往是气血亏虚、肾气不足；而突然被惊吓导致手足无措，常常是由于气机逆乱，造成六神无主的情况。恐伤肾主要表现为小腹胀满、遗精、滑精、二便失禁、耳鸣、耳聋、头眩、阳痿，或过度警觉、不安，害怕一个人待着，无端的感觉有人会来抓自己；惊伤肾主要表现为心绪不宁、情志错乱，甚至是语言、举止出现异常。极度的惊吓、恐惧可能会致命，人们常说"吓死了"，就是这个意思。治恐重在补肾，治惊重在安神。

中医理论中，咸入肾、补肾，故咸味食物，如大豆、栗子、鸽肉、羊肉都可以补肾。

另外，前面提到过五色补五脏，肾对应黑色，补肾最宜吃黑色的东西。而且，现代药量学研究表明，黑色食物中多半富含抗衰老物质，如黑豆、黑米、黑芝麻中都含有维生素 E，黑米中还富含硒，这些维生素和微量元素都能清除体内的自由基，有很强的抗氧化作用，可延缓人体衰老，而肾脏健康，人体衰老就慢，所以，从这个角度讲，黑色食物补肾也是有一定道理的。

另外，秋、冬两季是补肾的最佳时机，肾阳虚的人可以在秋、冬季适当吃一些温热助阳的食物，如牛肉、羊肉、海虾、牡蛎、黄鳝、鸡肉、韭菜、生姜、桂圆、荔枝等。

肉苁蓉粥

肉苁蓉切片 10 克，羊肉 100 克，粳米 150 克。

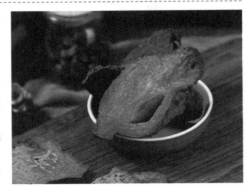

肉苁蓉切片煮烂去渣，滤取汤汁，羊肉切成薄片后，放入清水锅中飞沫，捞出洗净，和粳米一同放入锅中熬粥，羊肉和粳米煮熟后加入肉苁蓉汁再煮 10 分钟关火，盖紧盖子闷 5 分钟即可食用。

肉苁蓉有"沙漠人参"的美誉，归肾经，具有补肾益精的功效，可以改善肾阳不足、精血亏虚导致的腰膝酸软、手足发冷、阳痿早泄、妇女不孕等问题。

温馨提示： 肉苁蓉温补助阳，所以阴虚火旺的人忌食。如果吃了热性食物有上火的情况，可以喝点冰糖银耳羹或是小米粥，能消除热性食物的燥气，滋养阴液。在烹饪方式上，避免煎、炒、烤、炸等容易滋生火气的方式，尽量选择焖、蒸、煮、炖等方式，可中和食物热性。

黑豆枸杞子炖羊肉

羊肉 200 克，泡发的黑豆、枸杞子各 20 克，葱、姜、

料酒、盐、香油等调料
适量。

羊肉洗净后切成小
块，冷水下锅大火烧开撇
净浮沫，捞出沥水，黑豆
和羊肉一起放入清水锅

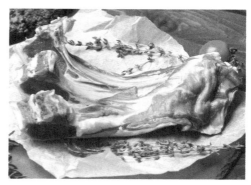

中，加入葱、姜、料酒慢炖至熟烂，再加入枸杞子、盐炖 10 分
钟，出锅前加入香油，可以喝汤、吃肉、吃豆。

这道菜可滋补肾阴、肾阳。羊肉益气养血、温中暖肾；黑豆
有滋补肾阴、健脾除湿的功效，枸杞子可以滋肾补肝、益精明
目，可对肾脏进行阴阳双补。

六、肠胃，人体受"气"包

在心身科工作的医生常常会有这样的体会：很多患者因为肠
胃炎、长年腹泻、肠易激综合征等躯体化问题来就医，最后却被
发现是心理问题导致的，这些患者往往有很多被压抑的情绪长期
宣泄不掉，最终以身体生病的形式表现出来。

临床发现，肠胃除了具有消化功能之外，它还是对情绪最为
敏感的器官。比如，当我们心情不好时，常常会有食欲不振、不
断呃逆、拉肚子等症状。过于生气时，有人会说"气得吃不下东
西"。有人突然面对压力，比如考试或当众演讲时，会感到胃部
翻腾、恶心呕吐，或是腹部阵阵绞痛。

这主要是因为，情绪和心理上的不良刺激会引发肠胃的动力

异常。比如，焦虑、恐惧、愤怒、悲伤等情绪常常会使我们的胃动力下降。精神压力也会导致肠道菌群生态异常，影响胃肠的消化功能。临床观察证明，很多严重精神障碍的患者，比如重度抑郁症患者，他们的食欲和消化功能都会变得很差。

所以，心理学上又把肠胃称为人体的"第二大脑"，意思是肠胃能独立于大脑之外，单独感知情绪、接收信号，反过来也会对情绪产生影响。可以说，肠胃和我们的情绪息息相关。

要减少负面情绪、精神压力对肠胃的影响，我们应在饮食方面尽量选择一些富含5-羟色胺的食物。

研究表明，人的情绪并不是凭空产生的，也需要一定的物质基础。比如，我们在心情低落的时候，往往体内就会缺少这样一种物质——5-羟色胺。5-羟色胺，又被称为血清素，它可以让人产生愉悦的情绪，而5-羟色胺水平较低的人比较容易出现抑

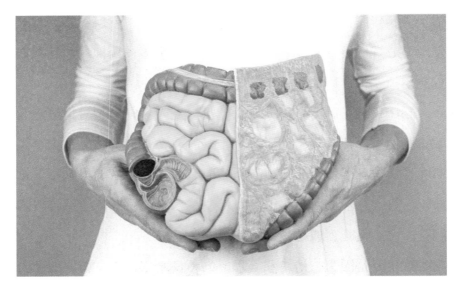

吃出自愈力

郁、冲动、酗酒、攻击及暴力行为。5-羟色胺由大脑合成，也可以从食物中摄取，随着一个人年龄的增长，大脑合成5-羟色胺的速率，以及5-羟色胺的效力都会呈下降趋势。

在日常生活中，我们可以通过饮食来补充5-羟色胺，增加自己的快乐情绪。富含5-羟色胺的食物有豆类，如花豆、黑豆、黄豆、红豆等，花豆中的色氨酸含量最高。经常吃花豆可以很好地提升人体5-羟色胺水平。

杂豆粥

花豆50克，黑豆、红豆、小米、熟黑芝麻各20克。

熟黑芝麻用擀面杖擀成粉末，有利于消化吸收，将花豆、黑豆、红豆、小米淘洗干净，一同放入锅中，大火烧开后，转小火慢熬，熬至食材全熟，再加入黑芝麻粉，搅拌均匀。

> **温馨提示**：因为这款粥含有多种豆类，容易胀气，所以最好不要在晚上吃，会影响睡眠。

另外，营养学家发现，人体缺乏叶酸，会降低大脑中的血清素含量，使人出现焦虑情绪。富含叶酸的食物主要有绿色蔬菜和水果，其中，菠菜的叶酸含量最为丰富。

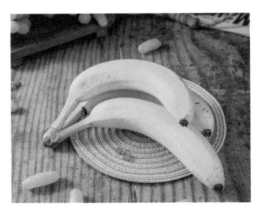

富含生物碱的食物，如香蕉，可以帮助我们的大脑制造更多血清素。香蕉同时也是色氨酸和维生素 B_6 的食物来源，这些元素都可以振奋精神，缓解焦虑情绪。

还有绿茶。绿茶含有大量的茶氨酸，可以提高血清素和多巴胺的水平，并调节应急反应压力激素。

还可以来点洋甘菊茶。洋甘菊可以放松紧绷的肌肉，使人全身变得松弛，同时，可以缓解紧张、焦躁、恐惧、不安等情绪。而且，洋甘菊还有镇静安眠、降低血压的作用。

解锁食物中的快乐密码

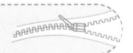

临床心理学研究发现，到目前为止，与情绪有关的疾病已经有 200 多种！在我们周围，每十个人当中，就有七个人的身体正在遭受不良情绪的"攻击"。研究还发现，长期心境低落、意志消沉的状态可能意味着一个人正在滑向情绪障碍或是心境障碍的泥沼。当情绪障碍或是心境障碍发生时，人体的内分泌会发生改变，比如神经递质多巴胺、血清素以及 γ - 氨基丁酸等物质会低

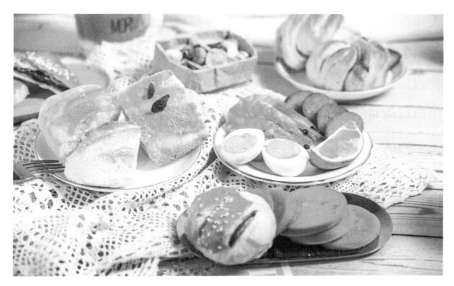

于正常值。这些物质可以调节我们的情绪，有的可以让我们有更多快乐，有的可以缓解我们的焦虑，有的会使我们的注意力集中在生活当中积极向上的一面……而这些物质多数都可以通过人体合成，还有一部分可以从食物中摄取。有营养学家将这些能够调节情绪的物质称为藏在食物中的快乐密码。如果我们能够破解这些密码，就可以得到更多好心情。

一、多巴胺美食

多巴胺是人类大脑中分泌的一种神经传导物质，可以提升一个人的愉悦感和满足感，它不但能传递兴奋及开心的信息，据说还可以治疗抑郁症。

最早发现多巴胺的是瑞典医学博士阿尔维德·卡尔森，他因此赢得了 2000 年诺贝尔生理学或医学奖。

多巴胺主要存在于人脑细胞和肾上腺细胞中。但是不同的人，体内分泌多巴胺的水平不同。研究发现，如果多吃一些含有酪氨酸的食物，人体就能分泌更多的多巴胺来提升我们的情绪，使我们感到快乐、充满活力。富含酪氨酸的食物主要是包含优质蛋白质的食物，如豆制品、奶酪、鸡肉、鱼、坚果、胡萝卜、芹菜、茄子、油菜、葡萄、苹果、核桃、花生、全谷物等。

二、美味的情绪稳定剂

血清素被称为人体自带的"情绪稳定剂"，也是由大脑分泌的一种化学物质。实验表明，提高人体内的血清素含量可以改善睡眠，带来愉悦感和幸福感，使人感到放松和平静，更多关注生活中积极的一面，并减少抑郁、焦虑以及攻击行为。

人体要合成血清素，需要有一种人体必需的氨基酸——色氨酸来帮忙。富含色氨酸的食物有奇亚籽、全脂牛奶、芝麻、原味全脂酸奶、南瓜子、梅干、海藻、螺旋藻、生可可、全麦面包、毛豆、鸡蛋、奶酪、菠萝、豆腐、鲑鱼、坚果等。

三、天然抗抑郁剂——EPA

EPA 是一种多元不饱和脂肪酸，它可以像抗抑郁药物一样明显地改善我们的情绪，调节大脑信号分子，保护神经元。临床研究发现，某些癌症患者血浆中 EPA 含量明显比正常人血浆中的 EPA 的含量低，这说明 EPA 与

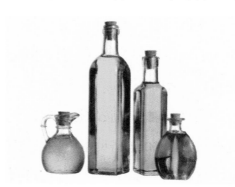

肿瘤的发生、发展有着一定的关联作用。

EPA 可以由人体少量合成，大部分需要从食物中获取。营养学家把富含 EPA 的食物赞誉为天然抗抑郁剂。这些食物包括：鲱鱼油、牡蛎、三文鱼、鲑鱼、金枪鱼、核桃、开心果、橄榄油、亚麻籽、核桃、奇亚籽。

四、B 族维生素

B 族维生素中有两位成员，也和我们的情绪息息相关。它们就是叶酸（维生素 B_9）和钴胺素（维生素 B_{12}）。这两位 B 族成员是人体合成血清素和多巴胺所必需的元素。临床研究显示，很多精神类疾病患者的体内都严重缺乏维生素 B_9 和维生素 B_{12}。特别是长期吃素食的人，有缺乏维生素 B_{12} 的风险，因为多数维生素 B_{12} 都存在于肉类食物中。

富含维生素 B_9 的食物主要有深绿叶蔬菜，如菠菜、西蓝花、圆生菜、芦笋、豆类、花生、牛油果、水果。

芦笋中有高含量的维生素 B_9 以及色氨酸，这两种物质能促进大脑合成血清素，制造快乐情绪。临床观察发现，所有抑郁症患者中，至少有一半的人缺乏维生素 B_9。

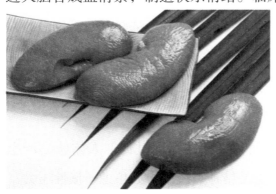

富含维生素 B_{12} 的食物主要有肉类产品，如鱼、畜肉、禽肉、鸡蛋、乳制品等。

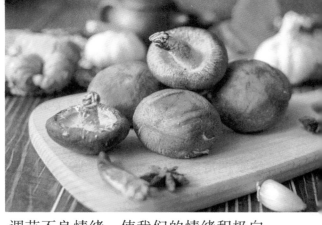

五、食物中的镇痛
剂——内啡肽

内啡肽是一种由脑
垂体分泌的激素，可以
帮助我们缓解各种疼痛、调节不良情绪，使我们的情绪积极向
上。这种激素物质之所以被称为内啡肽，是因为它可以和吗啡一
样，产生止痛作用和欣快感，就如同人体自带的天然镇痛剂。

促进人体分泌内啡肽的食物有：香菇、平菇、蚕豆、南瓜、
猪蹄、鱼汤、猪皮、杏仁、香蕉、南瓜子、低脂奶制品、咖啡
因、辣椒、花椒等。

六、人体舒缓剂——γ–氨基丁酸

γ–氨基丁酸，简称 GABA，是大脑分泌的一种氨基酸，可
以促进脑细胞之间的物质交换，使大脑放松，让我们远离焦虑、
抑郁。γ–氨基丁酸也因此被称为大脑的刹车，它通过降低大脑
当中某些神经元的活动强度，来镇静大脑，缓解焦虑、压力和恐
惧。γ–氨基丁酸同时也能调节肌肉张力，让身体和大脑同步放
松。一项研究测试发现，让即将参加重要考试并有考前焦虑的人
吃一定量含有 γ–氨基丁酸的巧克力后，这些人便能够更快地从
压力中解脱出来，具体来说，就是原来由于压力过大而导致的过
快心率现在变得正常了。

临床发现，如果 γ–氨基丁酸的活性过低，人体就会产生
一些严重的情绪问题，甚至是精神类疾病，如焦虑、慢性压力、

抑郁症、注意力下降、记忆力下降、肌肉疼痛和头痛、睡眠障碍等。一些研究发现，γ–氨基丁酸补充制剂可以像某类抗抑郁药一样快速有效地发挥作用，改善抑郁情绪。

γ–氨基丁酸还具有安眠作用。研究证明，失眠患者的GABA水平比没有睡眠障碍的人低近30%。而且，和安眠药相比，补充GABA制剂不会形成依赖性，也没有不良反应。

很少有食物含γ–氨基丁酸，但是，有些食物成分可以增加人体中γ–氨基丁酸的水平，比如富含矿物质镁、维生素B_6的食物都可以增加γ–氨基丁酸的水平。富含镁的食物主要有香蕉、巧克力、南瓜子、牛油果、葵花子、杏仁、菠菜、芝麻、甜菜叶、西葫芦、藜麦、黑豆、腰果；富含维生素B_6的食物主要有金枪鱼、瘦牛排、鸡胸肉、香蕉、花生、牛肉等。

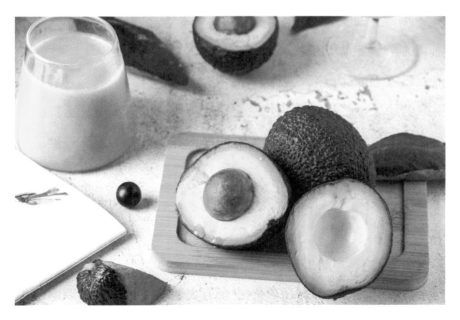

另外，一些含有类黄酮的食物，也可以提高 γ - 氨基丁酸在大脑中的功效，比如某些茶、红酒、酸奶、泡菜、味噌汤、康普茶、黑巧克力。这类食物可以增加血液中的抗氧化成分——类黄酮，有助于调整大脑重要区域的血液流速，改善情绪，使人变得热情、思维敏锐、精力充沛。

想拥有好心情，我们还要远离以下食物。

一、咖喱粉

咖喱粉是由很多种性质辛热的香料混合制成的，对于阴虚火旺、肝郁化火造成失眠的人来说，本身体内就蕴含很多热邪，如果再食用咖喱粉这类助热的食物，就会加重内热，使

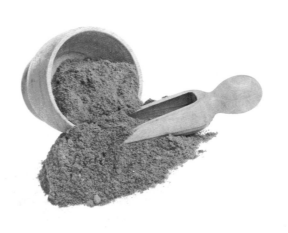

失眠更加严重。睡眠质量差，人往往会情绪低落，做什么都提不起兴趣，心情肯定好不到哪去。同样，芥末也是如此。虽然适量吃点芥末可以开胃消食，但芥末也是温热属性，吃过量就会积蓄内热，让人失眠上火，特别是引发肝火。肝火旺的人会控制不住地急躁、爱发火。

二、含有添加糖的食物

蛋糕、饼干、糖果等食物中含有大量的添加糖。长期吃这类

食物或是一次吃很多，
容易使血糖急速升高，
而一旦飙升的血糖回落
时，我们的大脑就会分
泌谷氨酸，这是一种引
发焦虑、抑郁、愤怒、

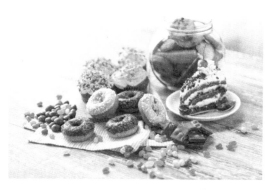

恐慌情绪的物质，会让人莫名感到六神无主，想发火。另外，一
些人造甜味剂，比如阿斯巴甜，会降低血清素的分泌，导致人情
绪低落。如果特别想吃甜食，可以选择含天然糖分的水果和蔬
菜，如蜂蜜、葡萄、苹果、西瓜等。

三、精制谷物

精制谷物是经过精细加工，去除了纤维和微量营养素的谷
物，也就是我们平时所说的细粮，如白米饭、饼干、面包等。

研究表明，细粮摄入过多，很少吃粗粮的女性，患抑郁症的

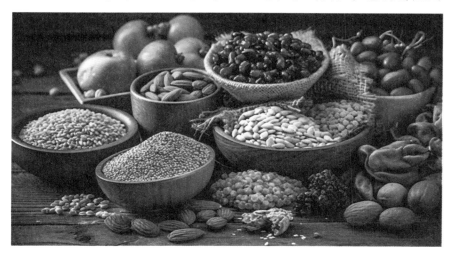

可能性会增加近 22%，如果经常吃含有大量添加糖的食物，患抑郁症的可能性会再上升 23% 左右。同样，精加工食品也和精制谷物一样，是我们应该远离的，精加工食品往往含有大量的糖、盐、多种食品添加剂、饱和脂肪酸等，长期食用或一次摄入过量，会破坏肠道内的菌群平衡，而肠胃是我们的第二大脑，可以对我们的情绪产生影响。我们平时吃的香肠、火腿等都属于精加工食品，还是少吃为好。

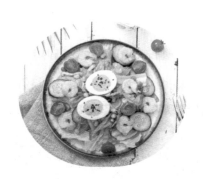